Karen Nieber
Schwarz und stark

Karen Nieber

Schwarz und stark

Wie Kaffee die Gesundheit fördert

S. Hirzel Verlag Stuttgart

Bibliografische Information der Deutschen Nationalbibliothek
Die Deutsche Nationalbibliothek verzeichnet diese Publikation in der Deutschen Nationalbibliografie; detaillierte bibliografische Daten sind im Internet über http://dnb.d-nb.de abrufbar.

ISBN 978-3-7776-2161-6

© 2013 S. Hirzel Verlag
Birkenwaldstraße 44, 70191 Stuttgart
Printed in Germany
Einbandgestaltung: deblik, Berlin unter Verwendung einer Grafik von fotolia.com/dzmltry und eines Fotos von fotolia/peshkova
Satz: satz & mehr, Besigheim
Druck & Bindung: Kösel, Krugzell

www.hirzel.de

Inhaltsverzeichnis

Vorwort

Die Idee zu diesem Buch geht auf einen Festvortrag zurück, den ich erstmals auf der Jahrestagung der Pharmazieräte 2010 in Leipzig gehalten habe. Bei der Vorbereitung zu diesem Vortrag wurde mir erst klar, wie viele Wirkungen Kaffee hat, obwohl ich mich schon seit vielen Jahren mit den Wirkungen der Xanthine, also des Adenosins und des Koffeins, beschäftige. Bei der Durchsicht der Literatur wurde mir aber auch bewusst, dass Jahrzehnte lang Forscher darüber stritten, ob der Genuss von Kaffee der Gesundheit schadet oder nicht. Nicht nur das war für mich bemerkenswert, sondern auch die Tatsache, dass unter den Kaffeetrinkern sehr unterschiedliche Meinungen über die Wirkungen des Kaffees bestehen, wie mir die vielen Gespräche mit Kollegen und Freunden zeigten. Es waren gerade diese Gespräche, die mich veranlassten, dieses Buch zu schreiben. Es ist ein Sachbuch für alle Kaffeetrinker, aber auch Nicht-Kaffeetrinker erfahren hoffentlich etwas Neues über die berühmte kleine Bohne mit den vielen Inhaltsstoffen. Das Buch erhebt keinen Anspruch auf Vollständigkeit, berücksichtigt aber die neuere Literatur. Besonders klinische Studien wurden in den einzelnen Kapiteln zur Wirkung auf die Krankheitsbilder herangezogen und kritisch bewertet. Das Buch ist trotzdem kein Fachbuch für Experten, sondern bewusst für jedermann geschrieben.

Ich danke allen, die mich bei der Erarbeitung des Manuskriptes beraten und mir zu den einzelnen Kapiteln wertvolle Anregungen gegeben, aber auch nicht mit Kritik gespart haben. Mein besonderer Dank gilt Herrn Apotheker Dr. Sebastian Michael für die kritische Durchsicht des Manuskriptes und Frau Dr. Angela Meder, Lektorin beim S. Hirzel Verlag in Stuttgart, die mich überredet hat, das Buchprojekt in Angriff zu nehmen.

Zuversichtlich hoffe ich, dass dieses Sachbuch sich für alle Kaffee-Interessierten als nützlich erweist. Viel Spaß und gute Unterhaltung beim Lesen wünscht

Karen Nieber, Leipzig

Einleitung

Tu Deinem Leib etwas Gutes, damit diese Seele Lust
hat, darin zu wohnen. (Theresa von Àvila)

„Ich brauche erst einmal eine Tasse Kaffee", stellen viele Menschen allmorgendlich fest. Ohne diesen „Koffein-Schock" am Morgen fällt es ihnen schwer, in den Tag zu starten. Schwarz oder als Café au lait, Espresso oder Filterkaffee – die Geschmäcker eingefleischter Kaffeetrinker sind verschieden. Am Ende sind sich aber alle einig: Das Tässchen ist lieb gewonnene Gewohnheit und Lebensart, auch wenn es lange Zeit keinen guten Ruf genoss.

Kaffee gehört weltweit zu den am meisten konsumierten Getränken. Ihm zu Ehren wird jedes Jahr am letzten Freitag im September der Tag des Kaffees gefeiert. Interessant, da Koffein, das der Kaffee enthält, doch ein Nervengift ist, oder?

Rund um den Kaffee und dessen Wirkungen im menschlichen Organismus ranken sich zahlreiche phantasievolle Geschichten und oftmals auch veraltete Ansichten. Ernährungswissenschaftler haben lange Zeit vor dem Genuss von Kaffee gewarnt. Mittlerweile haben sie die kleine braune Bohne von ihrem Negativimage freigesprochen – jedenfalls solange es bei drei bis fünf Tassen pro Tag bleibt. Experten behaupten mittlerweile, dass regelmäßiger Kaffeekonsum sogar gesund sein kann.

Was richtet Kaffee im Organismus wirklich an und was bewirkt er? Stimmt es, dass Kaffee treibt, und zwar den Konsumenten zur Toilette? Oder erhöht Kaffee den Blutdruck, so dass er schädlich für Menschen mit Herz-Kreislauf-Problemen ist? Was ist mit der Abhängigkeit, macht Kaffee süchtig? Viele Fragen, die einen Kaffeetrinker irgendwann einmal beschäftigen. Grund genug, den beliebten Muntermacher etwas genauer unter die Lupe zu nehmen und mit einigen Irrtümern aufzuräumen.

Vieles kann heute sicher im Internet nachgelesen werden. Wenn Sie sich aber einmal die Mühe machen, die Wörter „Kaffee Wirkungen" in eine Internet-Suchmaschine einzugeben und nach Antworten suchen, dann erhalten Sie eine unübersehbare Anzahl von Treffern – und sie müssen sich durch den Dschungel der Informationen durchkämpfen, um die gewünschte Antwort auf ihre Frage zu erhalten. Wenn Sie allerdings in diesem Büchlein weiterlesen, werden Sie erfahren, dass Kaffee mehr als ein Genussmittel ist und dass mäßiges Kaffeetrinken kein Problem für den Organismus ist, so dass Sie ruhig Ihre Tasse Kaffee am Morgen oder zum Kuchen am Nachmittag ohne Gewissensbisse trinken können. Eines ist gewiss: Kaffee regt an, zum Genießen und zum Entdecken. Entdecken Sie die vielfältigen Wirkungen des Kaffees.

Faszination Kaffee im Wandel der Zeiten

Kaffee ist mehr als nur ein einfaches Getränk. Für manche ist er in der frühen Morgenstunde durch seine anregende Wirkung ein Lebensretter, für andere mit seinem unverwechselbaren Aroma ein reines Genussmittel. Lange Zeit war die Kaffeebohne der zweitwichtigste Rohstoff auf dem Weltmarkt – übertroffen nur vom Rohöl. Der sensationelle Siegeszug des Kaffees zum beliebtesten Getränk der Menschheit in nur 400 Jahren ist auf seinen angenehmen Duft, den Geschmack und die belebende Wirkung zurückzuführen.

Man trifft sich seit Generationen „zum Kaffeetrinken" und ganz gleich ob es der aufgeschäumte Milchkaffee, der kräftige Espresso oder der klassische Kaffee mit oder ohne Schuss ist, zum gemütlichen Plausch oder zu ernsthaften Diskussionen. Das beliebte Getränk verbindet und schafft einen angenehmen Rahmen für Gespräche. Die Mengen, die täglich getrunken werden, sind ganz beträchtlich und man möchte sich gar nicht vorstellen, was wäre, wenn wir auf diesen täglichen Genuss verzichten müssten.

Kaffee ist bei uns so alltäglich, in der Pappbecher-Variante aus dem Automaten genauso wie in feinem Porzellan, dass man sich kaum die Frage nach der Geschichte und Herkunft des exotischen Getränks und seinen mannigfachen Wirkungen im Organismus stellt. Doch kaum ein anderes Genussmittel hat in den letzten Jahren und Jahrzehnten eine solche Wandlung und so viele Innovationen erfahren wie das braune aromatische Getränk.

Wo kommen die edlen Bohnen eigentlich her? Wer hat sie entdeckt? Die Entdeckung des Kaffees umranken viele Mythen. Nach einer 1671 von Antonius Faustus Naironus in seinem Buch *De saluberrima potione cahve* zu Papier gebrachten Legende soll einst Hirten aus der äthiopischen Region Kaffa aufgefallen sein, dass einige Ziegen ihrer Herde, die von einem Strauch mit weißen Blüten und roten Früchten gefressen hatten, bis in die Nacht hinein munter umhersprangen, ja sogar tanzten, während andere Tiere müde waren. Die Hirten beklagten sich darüber bei Mönchen des nahe gelegenen Klosters, dass die Tiere keine Nachtruhe hielten. Als der Hirte Kaldi selbst die Früchte des Strauchs probierte, stellte er auch bei sich eine belebende Wirkung fest.

Die Mönche gingen diesem Rätsel nach und fanden auf der Weide eine dunkelgrüne Pflanze mit kirschenähnlichen Früchten in Grün, Gelb und Rot. Von Neugier getrieben bereiteten sie in der Klosterküche einen Sud aus dieser sonderbaren Pflanze. Mutig tranken sie ihn und stellten fest, dass ihre Müdigkeit schwand und sie fortan bis tief in die Nacht hinein beten und miteinander reden konnten, ohne das Bedürfnis nach Schlaf zu haben.

Andere Quellen besagen, dass der Hirte die roten Früchte in rohem Zustand kaute und sie dann angewidert ins Feuer spuckte, woraufhin angenehme Düfte freigesetzt wurden.

Ob an diesen Geschichten etwas Wahres dran ist, lässt sich heute nicht mehr genau rekonstruieren. Allerdings gibt es auch Überlieferungen, dass in Äthiopien die heilende Wirkung der Kaffeekerne schon sehr lange bekannt war, wobei sie dort roh verzehrt oder zur Herstellung von Breien genutzt wurden. Die in der Legende angesprochene Region Kaffa im abessinischen Hochland in Äthiopien ist vermutlich tatsächlich die Urheimat der Kaffeepflanze. Daher soll auch der Name „Kaffee" abstammen. Einer anderen Deutung nach stammt das Wort „Kaffee" vom altarabischen „qahwah" ab, das Wein bedeutet. Dieser war den Muslimen jedoch verboten. Als der Kaffee mit seiner anregenden Wirkung den Wein ersetzte, bekam er den Namen „Wein des Islam". Über das Türkische *kahve* gelangte das Wort ins Italienische (*caffè*) und von dort ins Französische, dessen Wort *café* ohne große lautliche Änderungen ins Deutsche übernommen wurde, nur die Schreibweise wurde angepasst.

Nachdem die wunderbar anregenden Eigenschaften der roten Samen entdeckt waren, änderte sich die Zubereitung und die dünne Schicht des süßen Fruchtfleisches fand Verwendung. Es wurde zunächst roh konsumiert. Die Araber zerrieben die Kaffeekirschen dann und vermischten sie mit tierischen Fetten. Diese stärkende Speise schmeckte allerdings eher unangenehm, deshalb ging man etwas später dazu über, sie in kaltem Wasser einzuweichen. So entstand ein Getränk. Erst im 11. Jahrhundert wurde das Einweichen durch Kochen ersetzt. Aber auch hierdurch war die Qualität des Getränks nicht zu verbessern. Erst im 14. Jahrhundert begann man die Samen zu rösten, und so kam zu der anregenden Wirkung auch der Genuss. Die gerösteten Kaffeebohnen wurden anfangs in Wasser gekocht und später dann im Mörser zerrieben. Durch die so erzeugte große Kontaktfläche zwischen Wasser und Kaffee entstand ein geschmacks- und aromaintensiveres Getränk, da fast alle Substanzen der Kaffeebohne im Wasser gelöst wurden. Dieses im arabischen Raum erfundene Verfahren der Kaffeezubereitung verbreitete sich besonders bei den Türken, die Teile des heutigen arabischen Raums erobert hatten und wurde als „türkischer Mokka" überliefert.

Wie viele andere Lebensmittel, die von unserem Speiseplan nicht mehr wegzudenken sind, gehört auch der Kaffee zu jenen exotischen Köstlichkeiten, die erst im 17. und 18. Jahrhundert in Europa populär wurden. Mit der Eröffnung des ersten Kaffeehauses in der Hauptstadt des Osmanischen Reichs Kostantiniyye (Konstantinopel) 1554 erreichte diese Institution erstmals den europäischen Kontinent. Im westlichen Europa wurde das erste Café 1647 in Venedig unter den Arkaden des Markusplatzes gegründet, da die Kaufleute solche Einrichtungen in Konstantinopel und Alexandria als sehr angenehm empfunden hatten. Es folgten Kaffeehäuser in England und Frankreich. Sie erfreuten sich größter Beliebtheit und ihre Verbreitung nahm rasant zu.

Die Legende besagt, dass die Wiener während der Befreiung von der Zweiten Türkenbelagerung im Jahre 1683 einige Säcke mit seltsamen Bohnen fanden, die sie zunächst für Kamelfutter hielten und verbrennen wollten. König Jan III. Sobieski (* 17. August 1629 in Olesko, heute Oblast Lwiw, Ukraine; † 17. Juni 1696 in Wilanów) soll sie seinem Offizier und Dolmetscher namens Georg Franz Kolschitzky übergeben haben. Dieser hätte die Säcke an sich genommen und das erste Kaffeehaus gegründet. Diese Geschichte ist jedoch erfunden. Der Piarist Gottfried Uhlich setzte sie 1783 in seiner Chronik *Geschichte der zweiten* türkischen Belagerung Wiens, *bey der hundertjährigen Gedächtnißfeyer* in die Welt.

Tatsächlich stammt eines der ersten Wiener Kaffeehäuser etwa aus dieser Zeit und wurde 1685 gegründet. Seine Blütezeit erlebte das Wiener Kaffeehaus Ende des 19. bis Anfang des 20. Jahrhunderts, als sogenannte Kaffeehausliteraten wie Peter Altenberg, Arthur Schnitzler, Hugo von Hofmannsthal, Alfred Polgar, Karl Kraus, Stefan Zweig, Hermann Broch und Friedrich Torberg ihre Stammcafés zur bevorzugten Lebens- und Arbeitsstätte machten. Viele bekannte Künstler, Wissenschaftler, Techniker und Politiker der Zeit, darunter Egon Schiele, Gustav Klimt, Oskar Kokoschka, Adolf Loos, Theodor Herzl, Siegfried Marcus oder auch Leo Trotzki, waren häufige Gäste im Kaffeehaus. Eines der berühmtesten, heute noch existierenden Kaffeehäuser ist das Café Hawelka. Auch in Prag, Budapest, Lemberg, Triest und anderen Großstädten Österreich-Ungarns gab es viele Kaffeehäuser nach Wiener Vorbild, die zum Teil heute noch bestehen.

Das erste deutsche Kaffeehaus entstand schon 1673 in Bremen. 1675 kannte man den Kaffee bereits am Hofe des Großen Kurfürsten in Berlin. Da Kaffee jedoch zu dieser Zeit immer noch sehr teuer war, blieb dessen Konsum zu großen Teilen nur den vermögenden Bevölkerungsschichten vorbehalten, so dass der Genuss von Kaffee schnell ein Zeichen von Wohlstand wurde. Die weniger begüterten Bürger dieser Zeit mussten sich mit Ersatzkaffee aus Getreide zufriedengeben.

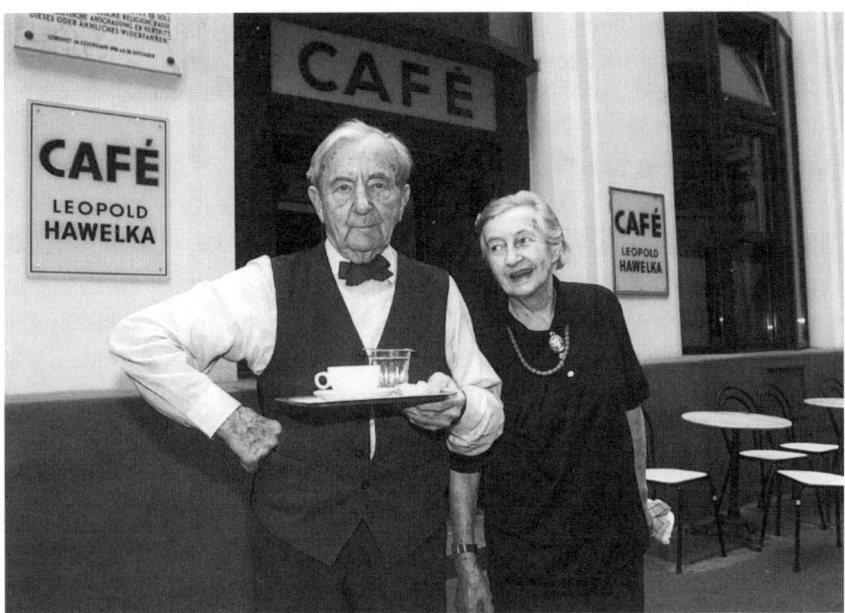

Abb. 1: Das Café Hawelka in Wien wurde 1939 von Leopold Hawelka (* 11. April 1911 in Kautzenbach; † 29. Dezember 2011 in Wien; hier mit seiner Frau) eröffnet. Das Interieur der Räumlichkeiten, das von einem Schüler des Architekten Adolf Loos seit 1912 für die damalige Chatam-Bar entworfen worden sein soll, ist unverändert geblieben.

Vom türkischen Mokka zum Espresso, der auf das 19. Jahrhundert zurückgeht, hat der Kaffee nicht nur verschiedene Arten der Zubereitung erfahren, sondern wurde auch um verschiedene Zutaten reicher. Angeblich ist es den Hofdamen Ludwigs des XIV. zu verdanken, dass der schwarze Aufguss gezuckert wurde. Der Zucker wurde manchmal durch Honig ersetzt. Neben Milch, Sahne oder Alkohol erfanden passionierte Kaffeetrinker oder einfallsreiche Geschäftsleute immer gewagtere Kombinationen. Vielleicht ist heute der weltweit beliebteste Zusatz die mit Dampf aufgeschäumte Milch, die den berühmten italienischen Cappuccino ziert.

Die Beliebtheit der Kaffeehäuser ist seit Jahrhunderten ungebrochen, so dass man um ihre Zukunft nicht zu bangen braucht. Aber auch hier ist der Wandel der Zeit erkennbar. Von längst vergangenen Zeiten, als man in den prunkvollen, mit Stuckarbeiten und Spiegeln geschmückten Sälen hohe geistliche Herren und gekrönte Häupter antreffen konnte, über jüngere Zeiten, in denen Wissenschaftler und Bohemiens an Marmortischchen diskutierten, entdeckt man in unserer Zeit, dass sich in den Kaffeehäusern ein kunterbuntes Leben abspielt. Es wird Karten, Schach, Billard gespielt, man lernt oder arbeitet, trifft sich mit Freunden oder entspannt sich.

Der „Kaffeesachse"

Zum Sachsen gehört der Kaffee wie zum Berliner die Berliner Weiße oder die Currywurst und zum Bayern die Weißwurst und das Weißbier. Doch es gibt weder einen Bierbayern noch einen Schnapspreußen, auch ein Weinschwabe existiert nicht, ein Grogfriese schon gar nicht und vom Suppenschwaben will keiner was hören. Nur der Kaffeesachse verbindet seinen Namen voller Stolz mit seinem Nationalgetränk. „Kaffeesachse" ist eigentlich eine ironische Bezeichnung für die Bewohner Sachsens in Anspielung auf ihre angebliche besondere Liebe zum Kaffee. Glaubt man den neueren Statistiken, wird mit nur 2,7 Tassen pro Person und Tag im Vergleich zu allen anderen deutschen Bundesländern in Sachsen der wenigste Kaffee getrunken. Der Spitzname soll allerdings seinen Ursprung im Siebenjährigen Krieg (1756–1763) haben. Den Erzählungen nach soll der Preußen-König Friedrich II. ihn geprägt haben, nachdem ihm zu Ohren kam, dass es den feindlichen sächsischen Soldaten ohne Kaffee mit dem Argument, „Ohne Gaffee gönn mer nich gämpfn!" (Ohne Kaffee können wir nicht kämpfen!) an Kampfmoral mangelte.

Sachsen hat in vielfältiger Hinsicht eine wichtige Rolle für die Entwicklung der deutschen Kaffeekultur gespielt. „Schön sieße muss er sein, der Kaffee", und dann sitzen die Sachsen gemütlich beisammen. Auch wenn es ihnen noch so schlecht geht, auf Kaffee wird nie verzichtet, denn er belebt die Sinne und die Geister.

Nachdem 1693 die erste Ladung Kaffeebohnen in Leipzig eingetroffen war, entstanden auch hier Kaffeehäuser. Im ältesten noch existierenden Kaffeehaus Deutschlands, dem Haus „Zum Arabischen Coffe Baum", wird seit 1711 das beliebte Getränk, der Kaffee, ausgeschenkt. Die Portalplastik am Haus gab dem barocken Haus den berühmten Namen. Viele Persönlichkeiten genossen hier das populäre Getränk: Der Literaturprofessor Johann Christoph Gottsched (* 2. Februar 1700 in Juditten, Herzogtum Preußen; † 12. Dezember 1766 in Leipzig) ging ebenso ein und aus wie der Maler Max Klinger (* 18. Februar 1857 in Leipzig; † 4. Juli 1920 in Großjena), der Dichter E. T. A. Hoffmann (* 24. Januar 1776 in Königsberg; † 25. Juni 1822 in Berlin) oder der Komponist Richard Wagner (* 22. Mai 1813 in Leipzig; † 13. Februar 1883 in Venedig). In dem im Parterre gelegenen Schankraum traf sich Robert

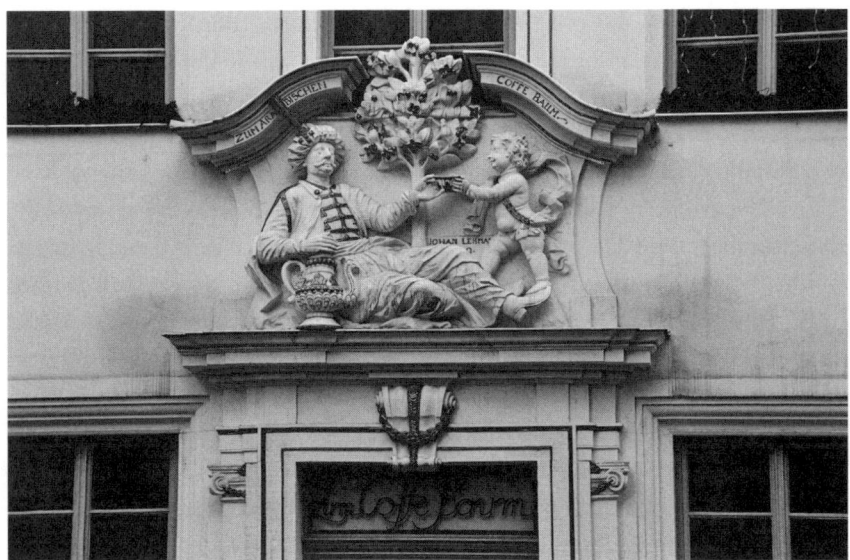

Abb. 2: Berühmt ist die Sandsteinplastik über dem Portal des „Coffe Baum" in Leipzig. Ein Osmane mit einer großen Kanne reicht Amor eine Tasse Kaffee. Sie symbolisiert die Begegnung des christlichen Abendlandes mit dem islamischen Orient. Kein Geringerer als August der Starke soll diese Plastik 1720 als Dank für die Liebesdienste der Wirtin gestiftet haben.

Schumann (* 8. Juni 1810 in Zwickau; † 29. Juli 1856 in Endenich) zwischen 1828 und 1844 mit seinen Freunden zum Stammtisch. Sogar Revolutionäre wie Robert Blum (* 10. November 1807 in Köln; † 9. November 1848 in der Brigittenau bei Wien), Karl Liebknecht (* 13. August 1871 in Leipzig; † 15. Januar 1919 in Berlin) und August Bebel (* 22. Februar 1840 in Deutz bei Köln; † 13. August 1913 in Passugg, Schweiz) etablierten hier ihr zweites Wohnzimmer. 1990 diskutierten Helmut Kohl (* 3. April 1930 in Ludwigshafen) und Lothar de Maizière (* 2. März 1940 in Nordhausen) die Chancen der deutschen Einheit. Heute befindet sich in den oberen Räumen ein Kaffee-Museum mit einer Ausstellung über die Kulturgeschichte des Kaffees von den Anfängen bis zur Gegenwart und über sächsische Kaffeetraditionen.

Die Sachsen erließen bereits 1697 die erste deutsche „Kaffeehaus-Ordnung" und Melitta Bentz (* 31. Januar 1873 in Dresden; † 29. Juni 1950 in Holzhausen an der Porta Westfalica) erfand in Dresden 1908 den Kaffee-Filter (Gebrauchsmuster Nr. 347895 beim Kaiserlichen Patentamt zu Berlin), ein bis heute unverzichtbares Utensil für besten Kaffeegenuss. Das schönste Kaffee-Geschirr produzierten sich die Sachsen zu ihrem Kaffee gleich selbst, das gute Meißener, das erste weiße Porzellan Europas. Berühmt wurde auch das von Johann Melchior Dinglinger (* 26. Dezember 1664 in Biberach an der Riß; † 6. März 1731 in Dresden) für August den Starken geschaffene Goldene Kaffeezeug, das neben Gold, Silber, Email und Elfenbein etwa 5600 Diamanten enthält. Und der große deutsche Komponist Johann Sebastian Bach (* 21. März/31. März 1685 in Eisenach; † 28. Juli 1750 in Leipzig) verfasste die Kaffeekantate, die 1734 im Zimmermannschen Kaffeehaus in Leipzig uraufgeführt wurden. In der *Kaffeekantate* wird der Kritik am Kaffee mit Humor begegnet. Im Gegensatz zu den meisten anderen weltlichen Kantaten Bachs ist dieses Werk keine Huldigung an die Obrigkeit, sondern skizziert humorvoll-ironisch eine Szene aus dem bürgerlichen Leben der Leipziger: Herr Schlendrian versucht mit wütenden Drohungen seiner Tochter Liesgen die Unsitte des täglichen Kaffeetrinkens abzugewöhnen; erst als er ihr die Erlaubnis zur Heirat in Aussicht stellt, lenkt die eigenwillige Tochter ein, lässt aber heimlich verbreiten, dass sie nur einen Mann akzeptiert, der ihr auch in der Ehe jederzeit das Kaffeetrinken gestattet. Jeder kennt die Arie „Ei! wie schmeckt der Coffee süße".

Da der Kaffee ursprünglich auch in Sachsen sehr teuer war, konnten sich nur gut situierte Bürger und Aristokraten das aromatische Getränk leisten. Die armen Sachsen wussten sich aber zu helfen und erfanden Muckefuck, falscher Mokka oder Malzkaffee oder Zichorie. Der populäre Köthener Wunderheiler Arthur Lutze (* 1. Juni 1813 in Berlin; † 11. April 1870 in Köthen) erfand Mitte des 19. Jahrhunderts den ersten „Gesundheits-Kaffee", der im Wesentlichen aus Gerste bestand. Sein Produkt wurde dort noch bis ins 20. Jahrhundert unter dem Namen „Wittigs Gesundheits-Kaffee" hergestellt. In der deutschen Nachkriegszeit war Bohnenkaffee Mangelware. In Gaststätten fand man daher auf der Getränkekarte auch „Deutscher Kaffee", eine elegante Umschreibung für Ersatzkaffee. Marktführer war damals „Linde's Kaffee-Ersatz-Mischung" (gefolgt von „Kathreiner Malzkaffee"). Linde's Kornkaffee mit Zichorie gibt es heute noch in jedem guten Lebensmittelladen zu kaufen. 1954 kam Caro-Kaffee, hergestellt aus Gerste, Malz, Zichorie und Roggen, als erstes Instant-Ersatzkaffeegetränk in Deutschland auf den Markt und verdrängte teilweise die nicht-löslichen Produkte.

Der Sachse machte sich allerdings nicht die Bohne aus bohnenlosem Kaffee und trank deshalb zur Not Blümchenkaffee. Der war so dünn, dass man auf dem Boden der Meißener Tasse das dort gemalte Blümchen des bis heute verwendeten Dekors *„Gestreute Blümchen"* sehen konnte. War er noch dünner, so hieß das Schälchen mit dem „Heeßen" Schwerterkaffee, denn man konnte

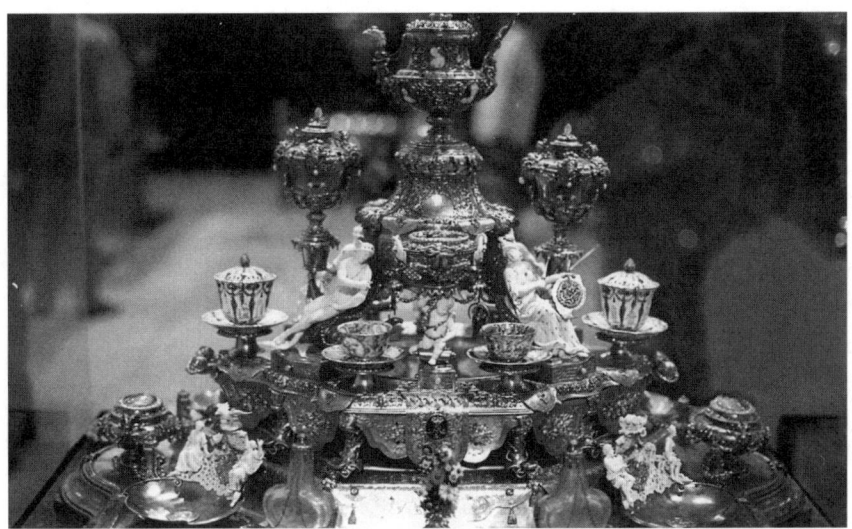

Abb. 3: Eines der Prunkwerke von Johann Melchior Dinglinger, „Das Goldene Kaffeezeug" von 1701, ist im Grünen Gewölbe in Dresden zu sehen.

selbst die Schwerter auf der Unterseite der Tasse sehen. Der Ausdruck Blümchenkaffee wurde in der bürgerlichen Gesellschaft abwertend auch als Zeichen von Geiz gebraucht, da ein Missverhältnis zwischen dem besonders teuren Porzellan (im Besitz des Gastgebers) und dem sparsam verwendeten Kaffeepulver (für den Gast) deutlich wurde. Noch heute könnte für den Kaffeegenuss der Sachsen der Spruch eines der bekanntesten französischen Staatsmänner sowie Diplomaten während der Französischen Revolution, der Napoleonischen Kriege und beim Wiener Kongress gelten; Charles Maurice, der Herzog von Benevent (* 2. Februar 1754 in Paris; † 17. Mai 1838 in Paris), der in die Geschichts-Annalen einging, sagte: „Der Kaffee muss sein schwarz wie der Teufel. Heiß wie die Hölle. Rein wie ein Engel. Süß wie die Liebe."

Die Vielfalt der Kaffeezubereitung

Kaffee ist zu einem Getränk mit Kultcharakter und vielfältigen Ausprägungen geworden. Entscheidend ist der Röstvorgang, denn erst durch das Rösten entstehen all die Aromen und Geschmacksstoffe, die wir am Kaffee so lieben. Der Begriff Kaffeeröstung bezeichnet den Prozess bei dem der Rohkaffee großer Hitze ausgesetzt wird um die Aromastoffe zu lösen. Dies erfolgt durch

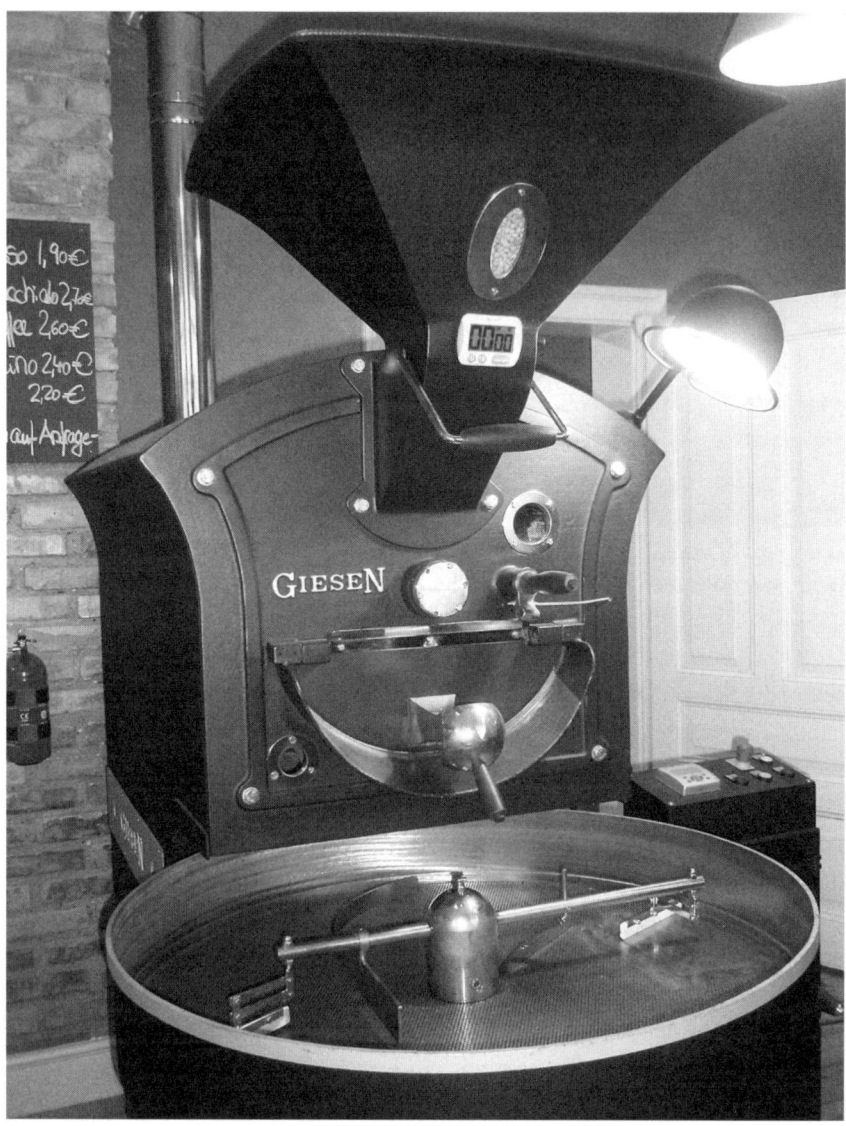

Abb. 4: Kaffeeröstmaschine (Laderöster) der Firma Giesen. Sie steht in der privaten Kaffeerösterei „Lauri" in Mannheim.

trockenes Erhitzen und atmosphärischen Druck. Während der Kaffeeröstung werden bis zu 800 Aromastoffe, die in einer Kaffeeebohne enthalten sind, frei. Je nach Dauer und Intensität prägt die Röstung den Kaffeegeschmack. Eine helle Röstung führt zu einem säuerlichen, aber nicht so bitteren Kaffee. Eine dunkle Röstung hat einen leicht süßlichen aber auch bitteren Geschmack. Für den Röstvorgang entscheidend sind die Rösttemperatur und die Röstdauer. Einen milden und vollmundigen Geschmack des Kaffees erhält man durch eine langsame Röstung bei höchstens 200 °C für ca. 15 Minuten.

Vorbei sind auch die Zeiten des langweiligen Kaffees mit ein wenig Milch und Zucker. Kaffee ist heutzutage facettenreicher geworden. In unserem Land sind Espresso, Latte Macchiato sowie der Cappuccino die Zubereitungen der Wahl. Nicht verschwunden ist der Filterkaffee, eine klassischere Form der Kaffeezubereitung. Selbstverständlich ist es im Sommer angenehmer, statt heißem Kaffee Eiskaffee zu genießen. Eine weitere Kaffeevariante: der klassische Milchkaffee, auch bekannt als Café au lait. Es gibt viele Länder auf der Welt, die den Kaffee nach ihrer ganz eigenen Kultur und Tradition bereiten.

Wie bei so vielen kulturellen Unterschieden gibt es auch beim Kaffee lokale Traditionen. Die Türkei verfügt über die älteste Zubereitungsform. Diese ist denkbar einfach: Das Kaffeepulver wird in die Tasse gegeben, hinzu kommt das heiße Wasser – fertig! Wem das zu rustikal und derbe ist, der kann auch in der Türkei auf Filterkaffee zurückgreifen.

Wenn man im Wiener Kaffeehaus einfach Kaffee bestellt, gibt man sich als Dilettant zu erkennen oder als Auswärtiger. Die Kellner blicken ratlos oder rümpfen schlimmstenfalls die Nase. Die Vielfalt des Angebots übersteigt oft das Fassungsvermögen jedes nicht mit der Wiener Kaffeehauskultur vertrauten Nicht-Wieners. So ist ein Schwarzer in Wien ein wie Espresso mit heißem Wasser unter Druck extrahiertes Getränk. Die Kaffeehäuser bieten ihn als kleinen Schwarzen oder in doppelter Menge als großen Schwarzen an. Die Kaffeeportion (in Österreich per Gesetz mindestens 7,5 g) wird in einer Espressomaschine mit ca. 220–250 ml Wasser je nach Einstellung bis zu 60 Sekunden lang extrahiert. Das Ergebnis ist ein dünner und bitter schmeckender Kaffee. Kleiner Brauner ist die Bezeichnung für einen kleinen Schwarzen, der zusätzlich mit Sahne serviert wird. Die Sahne sollte traditionell in einem winzigen Porzellankännchen, das an einen etwas größeren Fingerhut erinnert, gereicht werden, damit der Gast selbst das Mischungsverhältnis bestimmen kann. Ein großer Brauner ist die doppelte Menge. Eine Melange besteht aus einem Teil Kaffee (z. B. Espresso) und einem Teil Milch mit einer Haube aus geschäumter Milch. Sie wurde erstmalig um 1830 in Wien angeboten. Der Franziskaner ist eine Melange mit Schlagobers statt der Milchschaumhaube. Der Kapuziner ist ein kleiner Mokka mit wenigen Tropfen Schlagobers (Schlagsahne), so dass der Kaffee die Farbe einer Kapuzinerkutte annimmt.

Jedoch bieten nicht alle Kaffeehäuser diese Vielfalt an und auch die Wienerinnen und Wiener haben ihre Lieblingsvarianten. Die gängigsten Bestellungen sind der Verlängerte, der Mokka, der kleine oder große Braune und die Melange. Die italienischen Verwandten des kleinen Schwarzen und der Melange, Espresso, Cappuccino und Caffè Latte (mit reichlich Milch), aber auch der Irish Coffee oder der norddeutsche Pharisäer haben sich mittlerweile im Angebot eines Kaffeehauses eingebürgert.

Kaffee: Herkunft und Handelsgut

Die Kaffeepflanze und ihr Anbau

Wann und wem die „Primadonna" unter den Kulturpflanzen, wie die Kaffeepflanze einmal genannt wurde, ihr eigentliches Geheimnis, den Duft und die
berauschende Wirkung, zuerst preisgab, ist heute nicht mehr bekannt. Sicher
ist, dass es zunächst nur die Türken und Araber waren, die Kaffee anbauten.
Sie versuchten ihr Monopol auf die Kaffeepflanzen zu erhalten und erklärten
sie sogar zum Staatsgeheimnis. Die Pflanze wuchs wild und wurde anfangs
weder kultiviert noch durch Verarbeitung veredelt. Ab dem 18. Jahrhundert
wurde Kaffee dann rund um den Äquator kultiviert.

   Kaffee (*Coffea*) ist eine Pflanzengattung der Familie der Rötegewächse
(Rubiaceae) mit etwa 90 Arten. Die berühmtesten unter ihnen sind die als
Plantagenpflanzen bevorzugten *Coffea arabica* L. (Arabica) und *Coffea canephora* Pierre ex Froehn (Robusta). Letztere bekannter unter dem nur noch
als Synonym geltenden Namen *Coffea robusta*. Der Robusta ist ein, im Vergleich zum Arabica, relativ widerstandsfähiger Strauch. Seine Reifezeit beträgt
neun bis elf Monate. Die Kaffeebohnen des Robusta sind etwas kleiner als
die des Arabica-Strauchs, aber die Erntemenge pro Hektar ist viel größer.
Durch die mindere Qualität des Robusta und die Tatsache, dass Robusta-
Kaffees sortenrein kaum zu genießen sind, galt dieser für einige Zeit als
minderwertiger Kaffee. Mit ansteigendem Konsum von Espresso und Produkten wie Cappuccino und Latte Macchiato stieg jedoch das Ansehen und
die Bedeutung des Robusta am Weltmarkt, denn traditionell enthalten
Espresso-Kaffeesorten einen großen Anteil Robusta. Aber auch in anderen
Kaffeemischungen sorgen hochwertige Robustas in kleinen Mengen für einen
unverwechselbaren Geschmack.

   Trotz der zunehmenden Bedeutung von Robusta-Kaffees gibt es hochwertige Arabica-Kaffees in einer großen Vielfalt. Sie können sortenrein verwendet
werden und machen in jeder hochwertigen Mischung, einmal abgesehen vom
Espresso, einen Anteil zwischen 90 und 100 % aus. Die Arabica-Kaffeekirsche
hat eine Reifezeit von sechs bis acht Monaten. Ihre Kaffeebohnen sind größer
als die des Robusta und länglich rund. Die Arabica-Pflanze ist eine Schatten-
pflanze, sie ist wesentlich empfindlicher als der Robusta. So ist zur Begünsti-
gung des Feuchtigkeitsklimas und zum Schutz vor zu starker Sonneneinstrah-
lung häufig die Anpflanzung von Schattenbäumen wie beispielsweise

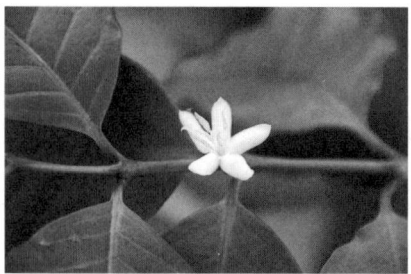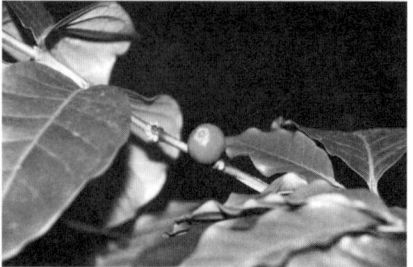

Abb. 5: Kaffeeblüte (links). Die Blüten sitzen im oberen Teil der Kaffeepflanze in sogenannten Blütenständen. Eine solche Blüte weist fünf Glieder auf und besitzt einen
kurzen Stiel. Kaffeefrucht (rechts). Nach der Befruchtung durch Fremdbestäubung
entwickeln sich in sieben bis neun Monaten die elliptischen, kirschenähnlichen Steinfrüchte. Die Farbe dieser sogenannten Kaffeekirschen wechselt während der Reife-
phase von Grün über Gelb zu Rot und im überreifen Zustand in Schwarz.

Bananenpflanzen notwendig. Zwischen 60 und 70 % der Welternte entfallen
gegenwärtig auf Arabica-Kaffees.

Kaffeepflanzen benötigen ein mildes Klima (Arabica 15–24 °C, Robusta
18–29 °C) mit sehr viel Regen und Sonne. Eines darf nie eintreten – Frost. Er
ist tödlich für beide Arten von Kaffeepflanzen. Bereits eine einzige Frostnacht
während der Blüte vernichtet die gesamte Ernte und hat irreversible Schäden
für die Kaffeeplantage zur Folge. Die ersten Früchte können vier bis sieben
Jahre nach Pflanzung der Kaffeesträucher geerntet werden, deren Ertrag bei
ca. 200–600 kg/ha liegt.

Die Kaffeepflanzen gedeihen heute in Ländern, die zwischen dem 24.
südlichen und dem 24. nördlichen Breitengrad liegen. Es gibt weltweit drei
Kaffeeanbauregionen: Ostafrika und Arabien, Südostasien mit dem indone-
sischen Raum und Lateinamerika. Das Anbaugebiet ist entscheidend für die
Geschmacksunterschiede der Kaffeesorten. Boden, Klima, Anbaumethode
sowie Höhenlagen und die umgebende Pflanzenwelt haben einen wichtigen
Einfluss auf das Aroma.

Die Kaffeepflanze wird bis zu 4 m hoch. Auf den Kaffeeplantagen werden
die Pflanzen allerdings strauchförmig gehalten. An den lang auslaufenden,
rutenförmigen Zweigen sitzen immergrüne Blätter. Die fünfgliedrigen Blüten
sind weiß und erinnern in Duft, Farbe und auch ein wenig in der Form an
Jasmin. Sie stehen gehäuft in den Blattachsen, verblühen in relativ kurzer Zeit
und sind nur wenige Stunden befruchtungsfähig. Nach drei bis vier Tagen
fallen die Blüten ab. Ein ausgewachsener Baum kann 30 000–40 000 Blüten
tragen. An einem als „Bandola" bezeichneten Ast entstehen aus der Blüte

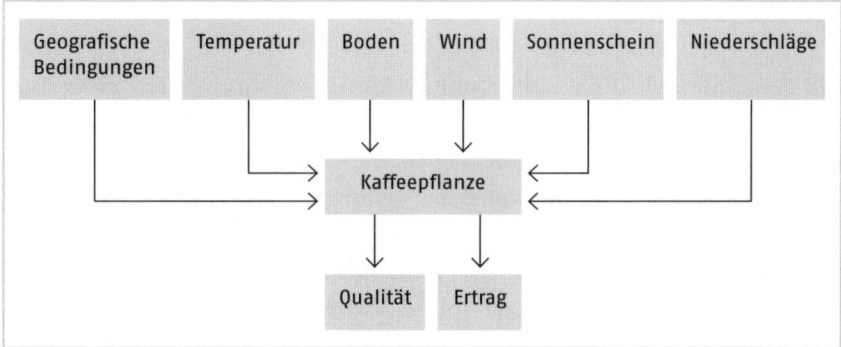

Abb. 6: Einfluss von Umweltbedingungen auf Qualität und Ertrag der Kaffeepflanze

innerhalb von neun Monaten die reifen roten Kaffeekirschen. Die Kaffeebohnen sind die Samen des Kaffeebaumes. Sie sind eingebettet in die kirschenähnlichen Früchte (Steinfrüchte). Unter der dünnen Fruchtumhüllung (Exokarp) befindet sich das Fruchtfleisch (Mesokarp), auf das erst eine schleimhaltige Schicht und dann eine Pergamenthaut (Endokarp) folgen.

Der Reifegrad der Früchte kann an der Farbe der Kaffeekirsche abgelesen werden. Sie wechselt von Grün über Gelb nach Rot und im überreifen Zustand zu Schwarz. Kaffeepflanzen wurden lange wie Getreide und Soja behandelt. Mittlerweile aber werden Kaffeekirschen mancherorts mit genauso viel Aufmerksamkeit und Respekt behandelt wie Trauben bei der Weinernte.

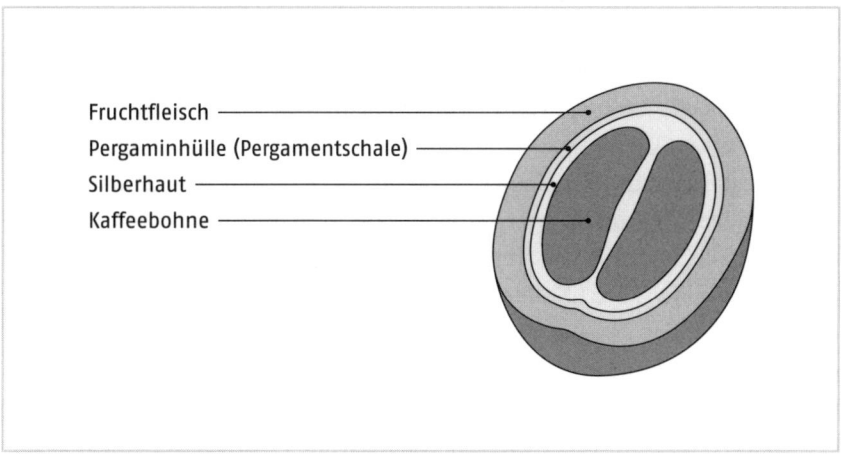

Abb. 7: Aufbau der Kaffeekirsche. Sie enthält in der Regel zwei Kaffeebohnen.

Die Kaffeeernte

Mit der Ernte stehen die Kaffeebohnen am Anfang ihrer weiten Reise rund um die ganze Welt. Jede Kaffeeernte ist für einen Kaffeebauer eine Herausforderung und bedeutet einen erheblichen Aufwand. Der Zeitpunkt der Ernte ist unterschiedlich und hängt von der geografischen Lage, dem Klima und der Höhenlage des Anbaugebiets ab. Die Haupterntezeiten sind in Brasilien zwischen Mai und September, in Zentralamerika zwischen Oktober und März, in Afrika von Oktober bis April und in Asien von November bis April. Im Schnitt gibt es eine Kaffeeernte im Jahr. Der Grund dafür ist die lange Periode zwischen der Befruchtung der Blüte und der Reifung der Frucht. Arabica benötigt 6–8 Monate und Robusta 9–11 Monate, bis die Früchte reif sind. In den Anbaugebieten von Kolumbien und Kenia wo die Temperaturen durch die Nähe zum Äquator über das Jahr nur wenig schwanken, kommt es teilweise zu zwei Blüten im Jahr, von denen eine die Haupternte und die andere die Nebenernte ergibt.

Das Ernten der reifen Kaffeekirschen erfolgt nach zwei unterschiedlichen Verfahren. Bei dem sogenannten Picking werden die Kirschen von Hand gepflückt. Insbesondere in Anbauregionen mit ganzjähriger Ernte, wo sich ständig Blüten, reife und unreife Kirschen an einem Strauch finden, gehört zu diesem „Auslese"-Verfahren viel Geschick und Erfahrung. Dieses aufwändige Ernteverfahren garantiert Spitzenqualitäten. Das zweite Verfahren ist das Stripping. Hierbei werden die Kirschen mit speziellen Kämmen von Hand bzw. maschinell von den Sträuchern abgestreift. Diese Methode ist schneller und daher preiswerter. Allerdings werden hierbei auch unreife oder überreife Kirschen mit geerntet.

Die Kirschen werden meist in Tüchern gesammelt und von den Plantagen zu Sammelstellen transportiert. Danach wird von Hand die Fruchtschale abgerieben oder sie werden maschinell mit dem sogenannten Huller geschält. Auch für das Herauslösen der Kaffeebohnen aus der Fruchthülle gibt es zwei verschiedene Methoden; hieraus leiten sich die Bezeichnungen für zwei unterschiedliche Qualitätskategorien ab: „ungewaschene" (unwashed) bzw. „gewaschene" (washed) Kaffeebohnen. Bei der ersten Methode werden reife Kirschen in einer 3–4 cm dicken Schicht zum Trocknen ausgebreitet und mehrmals täglich geharkt. Nach drei bis vier Wochen sind die Früchte vollständig trocken. Bei der Nassaufbereitung werden die Früchte zuerst in Wasser geschlämmt, wobei Verunreinigungen und minderwertige, schwimmende Früchte entfernt werden. Danach werden die Bohnen unter fließen-

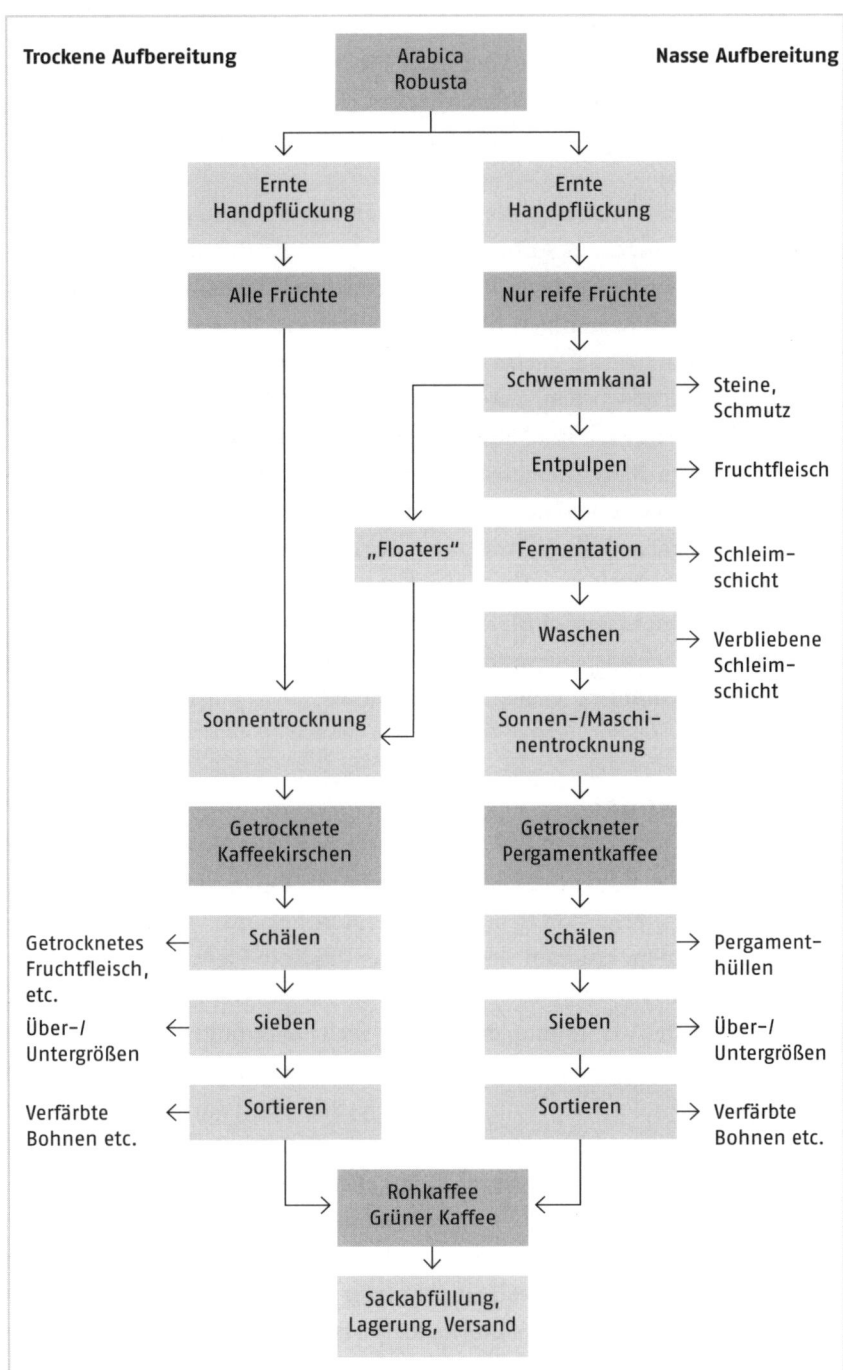

Trockene Aufbereitung

Nasse Aufbereitung

Arabica
Robusta

Ernte
Handpflückung

Ernte
Handpflückung

Alle Früchte

Nur reife Früchte

Schwemmkanal → Steine, Schmutz

Entpulpen → Fruchtfleisch

„Floaters"

Fermentation → Schleimschicht

Waschen → Verbliebene Schleimschicht

Sonnentrocknung

Sonnen-/Maschinentrocknung

Getrocknete
Kaffeekirschen

Getrockneter
Pergamentkaffee

Getrocknetes Fruchtfleisch, etc. ← Schälen

Schälen → Pergamenthüllen

Über-/ Untergrößen ← Sieben

Sieben → Über-/ Untergrößen

Verfärbte Bohnen etc. ← Sortieren

Sortieren → Verfärbte Bohnen etc.

Rohkaffee
Grüner Kaffee

Sackabfüllung,
Lagerung, Versand

Abb. 8: Wichtige Schritte der Rohkaffeeaufbereitung

dem Wasser von der inzwischen aufgequollenen Fruchthülle befreit (entpulpt), anschließend kommen die noch mit Pergament umhüllten Bohnen zur Fermentation in große Wasserbecken. Im letzten Schritt werden die Bohnen von der Pergamenthülle befreit und in der Sonne oder maschinell getrocknet.

Im Weltdurchschnitt liegt der Ertrag je Hektar bei rund 680 kg Kaffee. Er ist aber in den einzelnen Anbaugebieten sehr unterschiedlich. Die Statistik spricht von 33 kg in Angola, über 169 kg in der Elfenbeinküste, 425 kg in Mexiko, 820 kg in Kolumbien, 1010 kg in Brasilien, 1465 kg in Vietnam bis hin zu 1600 kg in Costa Rica. Im brasilianischen Bundesstaat Bahia sind neue Plantagen angelegt worden, auf denen 4200 kg je Hektar geerntet werden können. Um einen Sack Rohkaffee mit 60 kg zu füllen, müssen rund 100 gut tragende Arabica-Bäume abgeerntet werden, denn mehr als 1–2 Pfund Rohkaffee pro Jahr liefert der einzelne Kaffeebaum nicht.

Heute sind ganze Volkswirtschaften mehr oder weniger abhängig von der Kaffeewirtschaft. 2010 wurden rund 8 Millionen Tonnen Kaffeekirschen geerntet. Weltweit bauen 25 Millionen Kleinbauern Kaffee an. Ihre Familien, die zahlreichen Erntearbeiterinnen und die verarbeitende Industrie eingerechnet, leben 100 Millionen Menschen vom Kaffee.

Der Kaffeehandel

Die Urheimat des Kaffees dürfte im heutigen Äthiopien oder Jemen liegen, wo er vermutlich schon ab dem 8. Jahrhundert bekannt war. Von dort aus gelangte er in einem rasanten Siegeszug über das Rote Meer nach Arabien, in die Heimat des Islams, von wo er bald auch die Perser zu begeistern vermochte. Die eigentliche Verbreitung des Kaffees setzte allerdings erst im 16. Jahrhundert ein. Die Türken übernahmen nicht nur die Lehre des Propheten von den Arabern, sondern auch ihr liebstes Getränk. So kam der Kaffee über Mekka nach Kairo und Konstantinopel, das heutige Istanbul. Erst die Türken machten aus der Zubereitung des Gebräus aus gerösteten Bohnen eine große Kunst, und Höflichkeitszeremonien waren hier bald ohne Kaffee nicht mehr denkbar. Zu Beginn der 17. Jahrhunderts lernte der Holländer Pieter von der Broecke in Mekka den Kaffee kennen. Seine Beschreibung veranlasste die Holländer zu versuchen, den Kaffeehandel in ihre Hand zu bekommen. Doch erreichten sie dieses Ziel nur teilweise. Sie haben den Kaffeehandel lediglich in den asiatischen Gewässern betrieben, während es Venedig gelang, das

Monopol für den Westen zu erringen. Die ersten Kaffeesäcke gelangten 1615 mit Schiffen der venezianischen Flotte aus der Türkei nach Europa.

In Deutschland erreichte der Kaffee zuerst die weltoffenen Seehäfen, dann die großen binnenländischen Messe- und Handelsstädte und von dort in den 80er- und 90er-Jahren des 17. Jahrhunderts die nicht direkt an den internationalen Fernhandel angebundenen Marktorte. Geröstet wurden die grünen Kaffeebohnen im 18. Jahrhundert in Deutschland überall, auf dem heimischen Herd, auf der Straße oder in den sogenannten Kolonialwarenläden. Findige Geschäftsleute witterten deshalb im Kaffeehandel eine Goldquelle. Dagegen hatte allerdings der preußische König etwas, denn er wollte das Monopol für sich beanspruchen. 1766 erließ Friedrich II. von Preußen („der Alte Fritz", * 24. Januar 1712 in Berlin; † 17. August 1786 in Potsdam) für Preußen ein staatliches Kaffeemonopol. Statt teuren Kaffee zu importieren, sollte das Volk lieber Biersuppe zu sich nehmen und so die einheimische Brauwirtschaft fördern. Auf Kaffee wurde eine horrende Luxussteuer erhoben. All dies brachte die Preußen allerdings nicht weg vom Kaffee, hinzu kam noch ein lebhafter Kaffeeschmuggel.

1781 erließ der Preußenkönig ein Gesetz, nach dem neben Handel und Verkauf auch das private Rösten verboten war. Nur noch staatliche preußische Kaffeeröster durften fortan Kaffee rösten. Dadurch sollte der Verlust des Kapitals ans Ausland unterbunden und die Staatskasse gefüllt werden. Zur Kontrolle des Röstverbots wurden in ganz Preußen 4007 pensionierte französische Soldaten eingestellt, die sogenannten „Kaffeeriecher". Sie sollten in den preußischen Kommunen die illegale Kaffeerösterei durch den Geruch feststellen. Doch in Preußen wurde dieses Gesetz missachtet und belächelt. Der Schmuggel stieg an, aber die Kaffeeriecher blieben bis zum Tod von Friedrich II. 1787 wurde das staatliche Kaffeemonopol in Preußen wieder abgeschafft, weil die Herrschenden erkannten, dass solche Kontrollen nutzlos waren.

Der Kaffeeverbrauch

Wie jede neue Mode setzte sich auch in Deutschland die Sitte des Kaffeetrinkens nicht ohne Widerstand durch. Obwohl sich das Getränk allgemeiner Beliebtheit erfreute, gab es bereits sehr früh kritische Stimmen. Dem als Droge verdächtigten fremdländischen Getränk unterstellte man lange Zeit die gleichen schädlichen Wirkungen wie den herkömmlichen alkoholhaltigen Durstlöschern Bier, Most, Wein und Schnaps: Er mache süchtig, sei moralgefährdend, mache krank. Die Obrigkeit behauptete, Kaffee sei schädlich, da er das

Lieblingsgetränk der Türken war, die den falschen Gott anbeteten und sich anschickten, Europa Stück für Stück zu erobern. Carl Gottlieb Hering (* 25. Oktober 1766 in Schandau; † 4. Januar 1853 in Zittau) komponierte den bekannten Kanon „C-a-f-f-e-e, trink nicht so viel Kaffee! Nichts für Kinder ist der Türkentrank, schwächt die Nerven, macht dich blass und krank. Sei doch kein Muselman, der ihn nicht lassen kann!" mit den sechs Anfangstönen C-A-F-F-E-E. Von dem gleichen Autor stammen übrigens auch die berühmten Kinderlieder „Hopp, hopp, hopp, Pferdchen, lauf Galopp" und „Morgen Kinder wird's was geben".

Der schwedische König Gustav III. (*24. Januar 1746 in Stockholm; † 29. März 1792 in Stockholm) soll versucht haben zu beweisen, dass Kaffee giftig sei. Zwei zum Tode verurteilte Häftlinge sollten begnadigt werden unter der Voraussetzung, dass der eine Häftling täglich Tee und der andere Kaffee trinken musste. Es vergingen Tage, Wochen, Monate, Jahre. Der Professor, der die Vorgänge überwachte, starb, der König wurde auf einem Maskenball ermordet, und die Verbrecher tranken weiterhin Kaffee und Tee. Auch den frühen „Kaffeehäusern" wurde europaweit der übelste Leumund attestiert: „Verbotene Spiele, Üppigkeit und andere Laster, gött- und weltlichen Gesetzen zuwider", wie sie die Stadt Leipzig schon 1697 mit ihrer ersten Kaffeehaus-Ordnung zu unterbinden suchte, prägten anfangs die Meinungen über die Kaffeestuben.

Erst nach und nach verloren die Kaffeehäuser allmählich ihren schlechten Ruf. Der üble Leumund dieser Schankstuben schien jedoch schon zuvor der Beliebtheit des Kaffees ebenso wenig Abbruch getan zu haben wie die häufig vorgetragenen kirchlichen Bedenken gegen den „Türkentrank". Trotz aller mehr oder weniger ernst zu nehmenden Warnungen, Beschränkungen, Steuern und Verbote war der Siegeszug des Kaffees nicht aufzuhalten. Mitte des 19. Jahrhunderts war er endgültig zum Volksgetränk geworden. Das Motto „Hier können Familien Kaffee kochen" wurde im Berliner Raum und bald auch anderswo mit dem sonntäglichen Ausflug ins Grüne verknüpft. Die Menschen luden sich ein: „Kommen Sie doch auf einen Kaffee vorbei!" Diese kurzen Besuche wurden zur Gewohnheit und entwickelten sich zu einer Art Frauenkränzchen. Ob wahr oder Legende, Honoré de Balzac (* 20. Mai 1799 in Tours; † 18. August 1850 in Paris) soll bis zu 50 Tassen einer Spezialmischung getrunken haben, um wach zu bleiben, da er meistens zwölf Stunden am Tag arbeitete. Ludwig van Beethoven (getauft 17. Dezember 1770 in Bonn; † 26. März 1827 in Wien) hatte sich angewöhnt, genau 60 Kaffeebohnen abzuzählen, um daraus eine Tasse Mokka zu brauen.

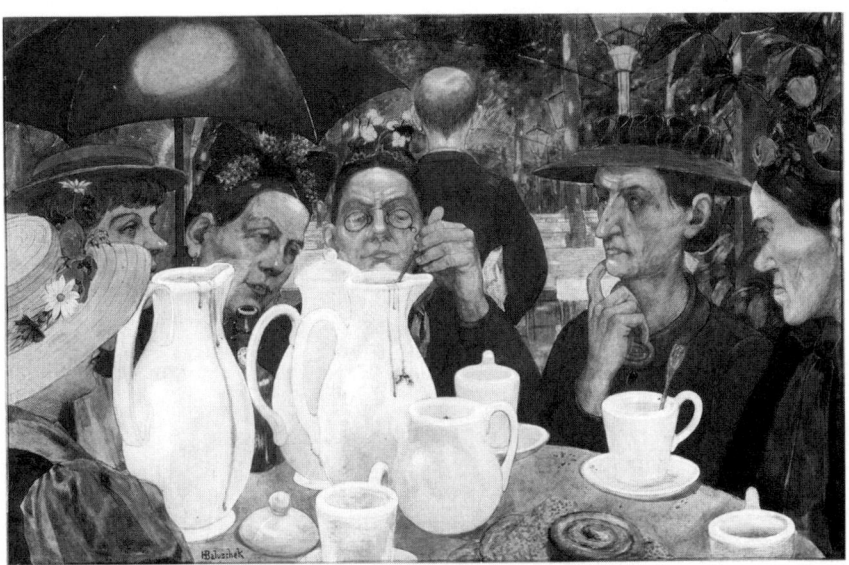

Abb. 9: Hans Baluschek (* 9. Mai 1870 in Breslau; † 28. September 1935 in Berlin): *Hier können Familien Kaffee kochen.* Öl auf Leinwand, 1900; Bröhan-Museum, Berlin

Und wie sieht es heute aus? Das Vorurteil, Kaffee und Gesundheit sei eine unverträgliche Kombination, ist nicht mehr aufrecht zu erhalten. Ganz im Gegenteil, durch eine Vielzahl von wissenschaftlichen Studien sind die positiven Auswirkungen, die Kaffee auf Gesundheit und Leistungsfähigkeit haben kann, belegt. Deshalb verwundert es nicht, dass weltweit die Nachfrage nach Kaffee zunimmt. Allein die Deutschen trinken durchschnittlich 150 Liter Kaffee pro Jahr. Das sind etwa 6,4 kg pro Kopf und Jahr, die Tendenz ist weiterhin steigend. Damit ist Kaffee das zweithäufigste Getränk überhaupt. Wenn der Leser nun denkt „Na klar, die Italiener …", dann liegt er falsch, denn es gibt ein klares Nord-Süd-Gefälle im Pro-Kopf-Verbrauch. Das Land, in dem pro Kopf am meisten Kaffee getrunken wird, ist unangefochten Luxemburg gefolgt von Finnland. 25,6 kg verbraucht jeder Luxemburger in einem Jahr. Der Finne verbraucht ca. 12 kg pro Jahr. Das entspricht in etwa 300 Litern oder 1300 Tassen. Auf den Plätzen folgen Belgien, Norwegen, Dänemark und Schweden. Die Schweiz führt mit 7,4 kg den Rest der Mitteleuropäer an, gefolgt von Deutschland, den Niederlanden und Österreich. Die Italiener liegen beim Kaffeeverbrauch auf Platz 10 und die USA beim Pro-Kopf-Verbrauch nur auf dem 15. Platz.

In Deutschland trinken 87 % der Erwachsenen regelmäßig und 4 % gelegentlich Kaffee. Im Durchschnitt trinkt jeder regelmäßige Kaffeetrinker drei

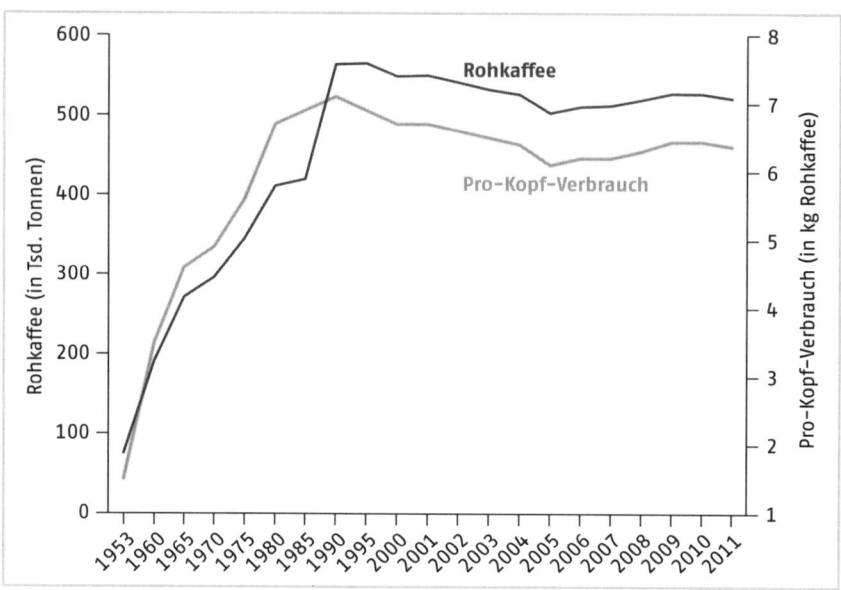

Abb. 10: Entwicklung des Kaffeeverbrauchs in Deutschland von 1953 bis 2011

bis vier Tassen pro Tag. Die meisten Kaffeeliebhaber sind zwischen 35 und 54 Jahre alt. Die bevorzugten Tageszeiten für den Kaffeegenuss sind morgens beim Frühstück und nachmittags. Kaffee ist noch vor Bier das beliebteste Getränk der Deutschen.

Im Vergleich der Bundesländer liegen die Saarländer mit durchschnittlich 3,6 Tassen Kaffee pro Tag auf Platz 1. Am wenigsten Kaffee wird hingegen von den „Kaffeesachsen" getrunken: Hier beträgt die durchschnittliche Anzahl an Tassen Kaffee nur 2,7. Auch die Trinkgewohnheiten der Deutschen sind sehr unterschiedlich, wie eine Umfrage auf der Internetseite www.daskochrezept. de beweist.

Tab 1: Wie trinken Sie Ihren Kaffee am liebsten?

Schwarz, wie die Seele; voller Kaffeegenuss.	2476	**24,94 %**
Zucker muss sein, liebe alles Süße.	611	**6,25 %**
Bevorzuge Kaffee mit Milch, ohne Zucker.	3851	**38,8 %**
Natürlich mit allem – Milch und Zucker.	2978	**30 %**
Gesamtstimmenabgabe:	9916	

Was steckt alles in einer „Kaffeebohne"?

Um die Wirkung des Kaffees verstehen zu können, muss man seine Inhaltsstoffe kennen. Zum Kaffeegenuss tragen ca. 800–1000 Substanzen bei. Die Menge der Inhaltsstoffe ist von Sorte zu Sorte verschieden und variiert nach Anbauland, Zubereitung und Alter des Kaffees. Während die Bohnen der Sorte Arabica z. B. nur zwischen 0,9 und 1,4 % Koffein enthalten, bringt es die Sorte Robusta auf mindestens den doppelten Wert. Säuren, Öle, Aromastoffe, Wasser und Mineralstoffe, aber auch die Temperatur und die Art und Dauer des Röstens tragen zum Geschmack bei.

Der Kaffee hat aufgrund seiner belebenden Wirkung und seines außergewöhnlichen Geschmacks schon sehr früh die Neugierde und den Forscherdrang des Menschen geweckt. Trotz aller Anstrengungen und des technischen Fortschritts ist es bis heute noch nicht gelungen, eine vollständige Aufstellung aller Bestandteile des Kaffees vorzulegen, denn seine chemische Zusammensetzung ist äußerst komplex. Doch mit der Zeit und immer wieder verbesserten Analysemethoden konnte eine Fülle neuer Erkenntnisse zu den Inhaltsstoffen gewonnen werden.

Die wichtigsten Bestandteile im Kaffee sind Kohlenhydrate, Fette, Wasser, Säuren, Alkaloide, Mineralstoffe, Eiweißstoffe und Aromastoffe.

Tab. 2: Zusammensetzung gerösteter Kaffeebohnen. Anteil an der Trockenmasse in Prozent

Substanz	Arabica geröstet	Robusta geröstet
Koffein	1,3	2,4
Mineralien	4,5	4,7
davon Kalium	1,8	1,9
Lipide	17,0	11,0
Trigonellin, Nicotinsäure	1,0	0,7
Proteine	10,0	10,0
Aliphatische Säuren	2,4	2,5
Chlorogensäure	2,7	3,1
Kohlenhydrate	38,0	41,5
Flüchtige Aromastoffe	0,1	0,1
Melanoide	23,0	23,0

Kohlenhydrate

Kohlenhydrate (Saccharide), zu denen vor allem Zucker und Stärken gehören, bilden eine biologisch und chemisch bedeutsame Stoffklasse. Als Produkt der Photosynthese machen sie den größten Teil der Biomasse aus und sind reine Energielieferanten. Der Kohlenhydratanteil in der Kaffeebohne liegt bei 30–40%. Das sind zumeist wasserunlösliche und -lösliche Polysaccharide sowie zu einem kleineren Teil Einfachzucker. Chemisch handelt es sich um Oxidationsprodukte mehrwertiger Alkohole, also Hydroxyaldehyde (Aldosen) oder Hydroxyketone (Ketosen) sowie davon abgeleitete Verbindungen und deren Oligo- und Polykondensate. Weit verbreitet sind Monosaccharide mit fünf oder sechs Kohlenstoffatomen, was einen Ringschluss ermöglicht. Einfachzucker befinden sich als Glucose *(Traubenzucker)* und Fructose *(Fruchtzucker)* in Lebensmitteln. Auch die Galactose, der sogenannte *Schleimzucker* in der Milch, ist ein Einfachzucker. Einfachzucker können über glykosidische Bindungen durch eine Kondensationsreaktion zu Zwei- und Mehrfachzuckern verkettet werden.

Mit steigendem Röstungsgrad verändern sich die Kohlenhydrate stark. Die Zuckerstoffe verschwinden fast vollständig. Die wasserunlöslichen Polysaccharide aus den Zellwänden der Kaffeebohne bilden den Kaffeesatz, der beim Aufguss des Getränks zurückbleibt.

Wasser

Beim Rohkaffee liegt der Wassergehalt zwischen 10 und 13 %, er verringert sich direkt nach der Röstung auf nur noch 1–2,5 %. Danach kann er wieder ansteigen.

Wenn der Rohkaffee zu feucht ist und dadurch schimmelt, wird unter bestimmten Voraussetzungen tatsächlich die Gesundheit beeinträchtigt. Bei Schimmelpilzbefall kann das Schimmelpilzgift Ochratoxin A gebildet werden. Dieses Gift wird selbst bei hohen Rösttemperaturen nicht abgebaut, ist gut wasserlöslich und geht so in den Aufguss über. Ein wesentlicher Punkt bei der Qualitätskontrolle von Kaffee ist daher der Wassergehalt der gerösteten Bohnen. Die Restfeuchte darf maximal 5 % des Gesamtgewichts ausmachen. Ein höherer Wassergehalt könnte das Wachstum von Schimmelpilzen fördern. Die Untersuchung auf Ochratoxin A gehört daher auch zur Qualitätskontrolle. Der europäische Grenzwert liegt bei 0,005 mg/kg.

Monosaccharide (Einfachzucker)	Glucose (Traubenzucker)	Honig
⬡	Fructose (Fruchtzucker)	Obst
ein Zuckerbaustein	Galactose	Milch
Disaccharide (Zweifachzucker) 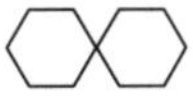 ⬡⬡	Saccharose (Rohrzucker) Maltose (Malzzucker) Lactose (Milchzucker)	Haushaltszucker Malzbier Milch
Oligosaccharide (Mehrfachzucker) 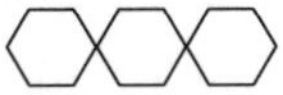 ⬡⬡⬡ bis 10	Maltotriose etc. Dextrine (bestehen aus Glucoseketten)	Toast, Zwieback, Knäckebrot Sportnahrungskonzentrate
Polysaccharide (Vielfachzucker, komplexe KH) mehr als 10 bis mehrere 100 000	pflanzlich: Stärke tierisch: Glykogen (bestehen aus Glucoseketten)	Getreide, Brot, Nudeln, Reis, Kartoffeln

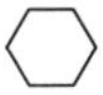

Abb. 11: Kohlenhydrate werden in einfache und komplexe Kohlenhydrate unterteilt.

Fette

Im Rohkaffee sind 10–13 % Fette enthalten. Der Arabica-Kaffee enthält mehr als der Robusta. Da die Fette während des Röstvorgangs kaum abnehmen, steigt ihr Anteil im Verhältnis zu den anderen Inhaltsstoffen. Manche geröstete Bohne enthält bis zu 16 % Fett. Nur ein kleiner Teil der Fette überzieht als Kaffeewachs die Oberfläche der Kaffeebohnen. Die restlichen befinden sich größtenteils in den Zellen der Bohnen. Überwiegend handelt es sich um Triglyceride und Diterpenester, die die sogenannten Kaffeeöle bilden. Zu den Diterpenen zählt das Cafestol. Bei der ersten Isolierung aus öligen Bestandteilen von Kaffee in den 30er-Jahren wurde Cafestol zunächst für ein Steroid gehalten und daher als *Cafesterol* bezeichnet. Ein ebenfalls im Kaffee gefundenes Derivat des Cafestols ist das Kahweol, das eine zusätzliche Doppelbindung zwischen C1 und C2 besitzt. Diese Diterpene gelangen wie das übrige Fett nur in geringer Menge in den ungefilterten Kaffeeaufguss und sollen für die geringe Erhöhung des Cholesterins im Blut verantwortlich sein. Dieser Effekt lässt sich durch Filtern des Kaffees umgehen.

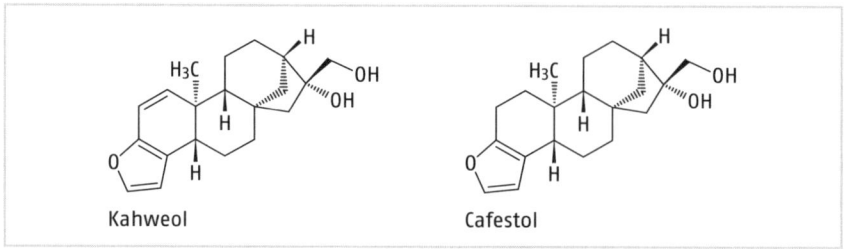

Abb. 12: Strukturformeln von Kahweol (1,2–Dehydrocafestol) und Cafestol

Auch 16-O-Methylcafestol, das nur in Robusta-Kaffee vorkommt und deshalb früher für die Beurteilung der Kaffeequalität eine Rolle spielte, zählt zu den Fetten. Der Nachweis der Carbonsäure-5-hydroxytryptamide, die im Kaffeewachs an der Außenseite der Bohnen vorkommen, wurden zeitweise zur Beurteilung der Qualität des Kaffees genutzt. Diese Methode wird allerdings nicht mehr angewendet, da die Bestimmung im Röstkaffee nicht exakt genug möglich ist und die Gehalte durch das Rösten in unterschiedlichem Ausmaß verändert werden. Auch Vermutungen, dass auf diese Substanzen das Sodbrennen und andere – an sich harmlose – unangenehme Empfindungen im Magen-Darm-Bereich zurückzuführen seien, haben sich nicht bestätigt. Unter den Fettsäuren am bedeutendsten sind die Linolsäure und die Palmitinsäure. Linolsäure, wissenschaftlich (*cis,cis*)-Octadeca-9,12-diensäure, ist eine zweifach ungesättigte Fettsäure mit 18 Kohlenstoffatomen. Sie gehört aufgrund der Lage ihrer zweiten Doppelbindung zur Gruppe der Omega-6-Fettsäuren. Linolsäure ist ein essenzieller Nährstoff und muss deshalb in ausreichender Menge mit der Nahrung zugeführt werden. Aus Linolsäure werden im Körper über die Zwischenstufe γ-Linolensäure die entzündungshemmende Dihomogammalinolensäure und die entzündungsfördernde Arachidonsäure gebildet.

Da die Fette schwer in Wasser löslich sind, sind sie im Getränk nur noch zu einem geringen Teil vorhanden und schwimmen als ölige Schicht obenauf.

Säuren

Im Rohkaffee machen Säuren ca. 5 % aus, wobei der Anteil bei Robusta-Kaffees höher ist als bei Arabica-Kaffees. Etwa 80 verschiedene Säuren wurden bereits nachgewiesen, darunter Zitronen-, Essig- und Apfelsäure.

Abgesehen von Mate (Paraguay-Tee) enthält Kaffee von allen Lebensmitteln die höchsten Konzentrationen an Chlorogensäuren. Die Chlorogensäuren sind die wichtigsten Vertreter unter den Säuren im Kaffee. Diese Säuren werden im Röstprozess, je nach Röstgrad, zu 30–70% abgebaut. Neben ihrer Funktion für den Geschmack werden die Säuren auch für Beschwerden bei magenempfindlichen Kaffeetrinkern verantwortlich gemacht, weshalb der Chlorogensäuregehalt im Kaffee durch spezielle Röstverfahren reduziert wird. Durch langsame Röstung (20 Minuten) bei niedrigeren Temperaturen (ca. 200 °C) wird mehr Chlorogensäure abgebaut als durch schnelle Röstung bei höheren Temperaturen (3–5 Minuten bei 400–600 °C). Gegen Chlorogensäure als Hauptursache für Magenreizungen spricht allerdings, dass andere chlorogensäurehaltige Nahrungsmittel, wie Kartoffeln, keine Magenbeschwerden verursachen. Chlorogensäure ist ein Naturstoff, der in zahlreichen Pflanzen vorkommt. Chemisch betrachtet ist sie ein Ester der Kaffeesäure und der Chinasäure. Chlorogensäure gehört als Polyphenol zu den sekundären Pflanzenstoffen mit antioxidativen Eigenschaften.

Kaffee enthält relativ hohe Mengen an Kaffeesäure. In einer Tasse Kaffee sind das etwa 25–75 mg. Die Kaffeesäure, 3,4-Dihydroxyzimtsäure, gehört zur Gruppe der Hydroxyzimtsäuren und Phenolsäuren. Für die Kaffeesäure wurde im Tierversuch eine hemmende Wirkung auf die Entstehung von induziertem Magenkrebs festgestellt. Auch als Hemmstoffe bei der endogenen Nitrosaminbildung im Menschen scheint sie eine wesentliche Rolle zu spielen.

Der Säuregehalt bestimmt wesentlich den Geschmack des Kaffees. Enthält Kaffee zu wenig Säure, schmeckt er schal. Aber auch zu viel Säure im Kaffee schmeckt nicht. Deshalb sollte gebrühter Kaffee niemals lange auf der Heizplatte der Kaffeemaschine stehen bleiben. Nach ca. 2 Stunden beginnt der pH-Wert zu sinken, da zu viel Säure entsteht. Der Kaffee wird ungenießbar.

Proteine

Während im Rohkaffee der Proteinanteil noch bei ca. 11 % liegt, sinkt er durch die Hitzeeinwirkung beim Rösten deutlich ab. Die Proteine werden zum Teil abgebaut oder bilden mit Kohlenhydraten und den Chlorogensäuren durch die Maillard-Reaktion sogenannte Bräunungsprodukte. Bei dieser Reaktion handelt es sich um ein komplexes nichtenzymatisches Reaktionssystem, das selbst bei nur zwei Ausgangsverbindungen zu zahlreichen Produkten führt. Freie Aminosäuren, Peptide oder Proteine und freie Zucker, Oligo- oder Polysaccharide sind die Ausgangsprodukte. Die Maillard-Reaktion ist also eine Umsetzung von reduzierenden Zuckern mit Aminosäuren oder Proteinen.

Sehr oft liefert die Maillard-Reaktion braune Produkte, auch bei anderen Nahrungsmitteln, wie die Brotkruste oder die Kruste eines Schweinebratens. Die Maillard-Reaktion darf nicht mit dem Karamellisieren verwechselt werden, bei dem die Braunfärbung bei alleiniger Anwesenheit von Kohlenhydraten eintritt.

Tab. 3: Übersicht über einige Maillard-Produkte mit ihrem Geruch

Substanz/Substanzgruppe	Geruch
Pyrazine	nussartig–röstig
Pyrrolderivate	brenzlig
cyclische Carbonylverbindungen	karamellartig
Kahweofuran	röstig–rauchig
trans-2-Nonenal	holzartig
2-Mercaptomethylfuran	kaffeeartig

Alkaloide

Alkaloide sind stickstoffhaltige Verbindungen, die in vielen Pflanzengattungen vorkommen. Mit einem Anteil von 0,8–2,5 % steht das Koffein beim Kaffee an der Spitze. Des weiteren enthält er in geringeren Mengen die Alkaloide Trigonellin, Nicotinsäure, Theobromin und Theophyllin. Im Rohkaffee ist das Trigonellin in Mengen von 0,6–1,2 % enthalten; durch den Röstvorgang wird es je nach Röstgrad zu 75 % abgebaut. Zu den Abbauprodukten gehören vor allem das Pyridin, welches in stark gerösteten Kaffees oft als typischer Geruch wahrnehmbar ist, und die Nicotinsäure (Vitamin B3). In einer Tasse Kaffee ist ein Zehntel des Tagesbedarfs an Vitamin B3 eines Erwachsenen enthalten.

Theobromin (3,7-Dimethylxanthin) ist wie Koffein ein Alkaloid aus der Gruppe der Methylxanthine. Es besitzt eine dem Koffein ähnliche anregende Wirkung. Theobromin findet sich in den Kakaobohnen des Kakaobaums (*Theobroma cacao*), in der Nuss des Kolabaums (*Cola*), den Blättern der Teepflanze (*Camellia sinensis*) und dem Mate-Strauch (*Ilex paraguariensis*). In den Früchten und Blättern ist es fast vollständig an Gerbstoffe oder Chlorogensäure gebunden. Erst eine Fermentation bzw. der Röstprozess setzt das Alkaloid frei. Auch Schokolade enthält Theobromin.

Theophyllin kommt in der Natur immer zusammen mit anderen Purinalkaloiden wie Koffein und Theobromin vor. Im Vergleich zu den beiden Hauptalkaloiden, die in purinalkaloidreichen Pflanzenteilen einen Gehalt von bis zu 6 % erreichen können, ist der Gehalt des Nebenalkaloids Theophyllin sehr gering. Der Name leitet sich von Teeblättern ab, aus denen Albrecht Kossel (* 16. September 1853 in Rostock; † 5. Juli 1927 in Heidelberg) 1888 als Erster kleine Mengen dieser Substanz isolierte. In geringer Menge kommt Theophyllin auch in Kolanüssen und Guaraná vor und ist außerdem ein Abbauprodukt des Koffeins im Stoffwechsel des Menschen. Theophyllin wird therapeutisch als Antiasthmatikum eingesetzt. Es steigert die Herzleistung, wirkt diuretisch und bronchodilatatorisch.

Mineralstoffe

Der Mineralstoffgehalt unterliegt bei einem Naturprodukt starken Schwankungen. Beim Kaffee hängt er sehr stark von der Kaffeesorte und dem Anbaugebiet bzw. den Anbaubedingungen ab. Im Durchschnitt liegt der Anteil bei etwa 4 %, von denen bis zu 90 % in den Aufguss übergehen. Den größten Prozentsatz nimmt Kalium ein, gefolgt von Kalzium, Magnesium und Phosphor als Phosphat. Als Spurenelemente können so gut wie alle anderen Mineralstoffe nachgewiesen werden. Erfreulich ist, dass im Kaffee der Gehalt von Schwermetallen oder sonstigen Rückständen sehr niedrig ist. Sie liegen, falls überhaupt vorhanden, an der Nachweisgrenze.

Aromastoffe

Warum riecht Kaffee so gut? Diese Frage interessierte bereits im 19. Jahrhundert einige Chemiker. Es gelang ihnen einige flüchtige Inhaltsstoffe zu identifizieren, unter anderem Pyrrol, Aceton, Triethylamin, Hydrochinon und Methylamin. Einige Jahre später destillierten die Chemiker Tadeus Reichstein (* 20. Juli 1897 in Włocławek; † 1. August 1996 in Basel) und Hermann Staudinger (* 23. März 1881 in Worms; † 8. September 1965 in Freiburg im Breisgau) flüchtige Verbindungen im Vakuum ab und gewannen durch Abkühlung des Dampfes ein Kondensat, das sie anschließend aufarbeiteten. Insgesamt identifizierten sie 70 Substanzen, von denen 29 bei Raumtemperatur flüchtig waren – z. B.: 2-Furfurylthiol, Guajacol, Vanillin, 2-Methylbutanal und

2,3-Pentandion. Enttäuscht stellten die Forscher fest, dass keine der gefundenen Verbindungen für das Kaffeearoma verantwortlich ist.

Die Entwicklung neuer Möglichkeiten der Strukturaufklärung, wie die Kernresonanzspektroskopie und die Gaschromatographie in Kopplung mit der Massenspektroskopie, ließen ab 1960 die Zahl der identifizierten flüchtigen Verbindungen im Röstkaffee deutlich ansteigen; darunter stellen Furane, schwefelhaltige Verbindungen, Pyrazine, Ketone, Pyrrole und Phenole die mengenmäßig vorherrschenden Gruppen dar. Allerdings sind heute von den mehr als 800 Verbindungen im Kaffee immer noch rund 100 nicht aufgeklärt. Auch ist es bisher nicht gelungen, ein synthetisches Kaffeearoma herzustellen.

Es stellt sich allerdings die Frage, ob jede der gefundenen Verbindungen einen Anteil am Kaffeearoma hat. Sicherlich sind nur solche Verbindungen entscheidend, die in ihrer Konzentration die Geruchsschwelle übersteigen. Unter „Geruchsschwelle" versteht man diejenige Konzentration eines Aromastoffs, die gerade noch zur Erkennung des Geruchs ausreicht. Im Kaffee hat das 2-Furfurylthiol den höchsten Aromawert, daneben ist auch der Wert des nach Karamell riechenden 4-Hydroxy-2,5-dimethyl-3[2H]-furanon sehr hoch.

Farbstoffe

Für die braune Farbe des Kaffees sind die Melanoidine verantwortlich. Sie entstehen beim Rösten, beim sogenannten Karamellisierungsprozess. Die wasserlöslichen Stoffe lassen sich durch Chromatographie in Fraktionen trennen, die Chlorogen-, Hydroxyzimt- und Hydroxylbenzoesäuren enthalten sowie Stickstoff, der zum Teil in Aminosäuren gebunden ist. Ebenfalls konnten aus wässriger Lösung diverse Zucker und Polysaccharide isoliert werden. Die wasserunlöslichen Stoffe sind vor allem Polysaccharide aus Galactose, Arabinose, Mannose und Glucose. Die Melanoidinfraktion mit der größten mittleren molaren Masse enthält wahrscheinlich ein beta-(1-4)-verknüpftes Mannose-Kohlenhydratgerüst mit Galactose und Arabinose in den Seitenketten. Die genaue Struktur des farbgebenden Molekülteils ist noch nicht aufgeklärt. Es muss aber offensichtlich zahlreiche Chromophore enthalten, da sich die gemessene Absorption im gesamten sichtbaren und im UV-Bereich befindet. Als Chromophor (griech. Farbgeber) bezeichnet man ein System aus konjugierten Doppelbindungen, das die Voraussetzung für die Farbigkeit ist.

Auch Maillard-Produkte tragen zur Färbung des Kaffees bei.

Enthält Kaffee krebserregende Substanzen?

In geröstetem Kaffee, aber auch in geräuchertem Tee, befinden sich polyzyklische aromatische Kohlenwasserstoffe (PAK). In dieser Substanzgruppe sind bis zu 250 verschiedene Verbindungen bekannt. Alle Herstellungs- und Behandlungsverfahren, bei denen Lebensmittel stark erhitzt werden oder mit Verbrennungsgasen wie Rauch in Kontakt kommen, können zur Bildung von polyzyklischen aromatischen Kohlenwasserstoffen führen. Einige Vertreter dieser Substanzgruppe sind krebserregend. Die Leitsubstanz ist das Benzo(a)-pyren (BaP). Im Rahmen einer 2010 durchgeführten Untersuchung (Aktion 2010) wurden 81 Proben von gerösteten Kaffeesorten und 11 Proben von geräucherten Teesorten auf polyzyklische aromatische Kohlenwasserstoffe untersucht. Die gewonnenen Daten sollten einerseits Aufschluss darüber geben, welche Gehalte an polyzyklischen aromatischen Kohlenwasserstoffen erreicht werden und andererseits einen Überblick über die aktuelle Belastung von Röstkaffee und geräuchertem Tee mit diesen Kohlenwasserstoffen geben, da es bisher keine Grenzwerte für Kaffee und Tee gibt.

Erwartungsgemäß war geräucherter Tee durch das Räuchern stärker mit polyzyklischen aromatischen Kohlenwasserstoffen belastet als gerösteter Kaffee. Allerdings ist aufgrund der geringen Wasserlöslichkeit von polyzyklischen aromatischen Kohlenwasserstoffen ihr Gehalt im zubereiteten Getränk sehr gering.

In geröstetem Kaffee war nur bei 18,5 % der Proben eine Spur von polyzyklischen aromatischen Kohlenwasserstoffen bestimmbar. Aufgrund des von vornherein geringen Gehalts bei geröstetem Kaffee und des durch die lipophilen Eigenschaften der polyzyklischen aromatischen Kohlenwasserstoffe bedingten geringen Übergangs in die wässrige Phase sind für den Verbraucher daher bei Filterkaffee und Espresso keine gesundheitlichen Risiken zu erwarten. In ungefiltertem Kaffee können sie sich allerdings in der Ölschicht anreichern.

Um das Krebsrisiko einzuschätzen, wurde in Schweden eine groß angelegte epidemiologische Studie durchgeführt. Sie erfasste 508 267 Frauen im Alter zwischen 40 und 76 Jahren. Die Auswertung der Daten ergab keinen Zusammenhang zwischen Kaffeekonsum und der Häufigkeit von Brustkrebs. Desgleichen fand sich auch keine Verbindung mit Bauchspeicheldrüsen-, Darm- oder Eierstockkrebs.

Das Koffein

Koffein ist ein Alkaloid aus der Stoffgruppe der Xanthine und gehört zu den psychoaktiven Drogen aus der Gruppe der Stimulantien. Es ist der anregend wirkende Bestandteil von Genussmitteln wie Kaffee, Tee, Cola, Mate, Guaraná, Energy-Drinks und in geringeren Mengen von Kakao. Koffein ist weltweit die am häufigsten konsumierte pharmakologisch aktive Substanz. Erfrischungsgetränke, die in Deutschland in den Verkehr gebracht werden, dürfen bis zu 250 mg Koffein pro Liter enthalten, Energy-Drinks maximal 320 mg pro Liter. Der Koffeingehalt von Kaffee lässt sich nicht einfach angeben. Er hängt von der Kaffeesorte und von der Zubereitung ab. Zum Beispiel enthalten Kaffeebohnen der Sorte Robusta deutlich mehr Koffein als die der weit verbreiteten Sorte Arabica.

Tab. 4: Koffeingehalt verschiedener Getränke und einer Koffeintablette. Die Tabelle enthält die wichtigsten und in Deutschland am meisten getrunkenen koffeinhaltigen Getränke.

	Einheit	mg/Einheit	mg/Liter
Kaffee	1 Tasse, 140 ml	67–112	400–1000
Espresso	1 Tasse, 50 ml	50–60	1000–1200
Schwarzer Tee	1 Tasse, 140 ml	20–50	160–400
Kakao	1 Tasse, 150 ml	2–6	16–50
Cola	1 Glas, 200 ml	20–50	65–250
Energy-Drinks			5–1200
Koffeintablette	1 Tablette	100–300	

Der in Grüntee und Schwarztee enthaltene Wirkstoff *„Tein"*, *„Thein"* oder *„Teein"* ist ebenfalls Koffein. Die früher übliche Unterscheidung zwischen Koffein aus Kaffee und Tein aus Tee beruht auf der unterschiedlichen Freisetzung des Alkaloids in den Getränken: Koffein aus Kaffee ist an einen Chlorogensäure-Kalium-Komplex gebunden, aus dem im sauren Magenmilieu sofort Koffein freigesetzt wird und dadurch schnell wirkt. Im Tee ist Koffein dagegen an Polyphenole gebunden; das Alkaloid wird erst im Darm freigesetzt. Dadurch tritt die Wirkung verzögert ein, hält aber länger an.

Koffein ist nicht nur in der Kaffeebohne, sondern auch in vielen anderen Pflanzen enthalten. Es entsteht beim Stoffwechsel der Pflanze und die Konzentration steigt im Lauf der Blattentwicklung an. In höheren Dosen wirkt es als Nervengift. Daher hat es in der Pflanze eine wichtige Funktion als Schutz vor Fressfeinden und Parasiten und wirkt als biologisches Kampfmittel gegen Mikroorganismen. Die alternden Pflanzenblätter wiederum sind nahezu frei von Koffein, da es abgebaut und der dabei freigesetzte Stickstoff von der Pflanze weiter verwertet wird – ein Beispiel für biologisches Recycling.

Die Entdeckung des Koffeins

Auf Anregung des Kaffeeliebhabers Johann Wolfgang von Goethe (* 28. August 1749 in Frankfurt am Main; † 22. März 1832 in Weimar), der im Kaffee ein Gegengift zum Atropin vermutete, untersuchte der Chemiker Friedlieb Ferdinand Runge (* 8. Februar 1794 in Hamburg; † 25. März 1867 in Oranienburg) Kaffeebohnen mit dem Ziel, die wirksame Substanz im Kaffee zu finden. Deutschlands größter Dichter und Denker gab damit den Anstoß zu einer historischen Entdeckung. 1820 gelang es Runge, der lange Jahre als Chemieprofessor in Breslau lehrte und forschte und für seine Arbeiten zur technischen Auswertung des Steinkohlenteers bekannt war, erstmals aus den Kaffeebohnen reines Koffein zu isolieren. Runge nutze dabei seine Erfahrungen aus früheren Untersuchungen und kann somit als Entdecker des Koffeins angesehen werden.

Unabhängig von Runge gelang im Jahr 1821 den französischen Apothekern Pierre Joseph Pelletier (* 22. März 1788 in Paris; † 20. Juli 1842 Paris), Joseph Bienaimé Caventou (* 30. Juni 1795 in Saint-Omer; † 5. Mai 1877 in Paris) und Pierre Robiquet (* 13. Januar 1780 in Rennes; † 29. April 1840 in Paris) gemeinsam ebenfalls die Isolation des Koffeins. Sie gehören zu den Ersten, die sich mit der Erforschung der bei Heilpflanzen wirksamen Inhaltsstoffe beschäftigten. Gemeinsam isolierten sie unter anderem den Stoff, der die Blätter von Pflanzen grün färbt und bezeichneten ihn als Chlorophyll. Anschließend wandten sie sich der Isolierung der Stoffe zu, die in Giftpflanzen für ihre Wirkung verantwortlich sind. Sie entwickelten Verfahren, diese Wirkstoffe – die sie als *Alkalien* bezeichneten – zu isolieren. Einer ihrer Erfolge war auch die Isolierung des Strychnins aus der Gewöhnlichen Brechnuss.

Der berühmte deutsche Chemiker Justus von Liebig (* 12. Mai 1803 in Darmstadt; † 18. April 1873 in München), Erfinder von „Liebigs Fleischextrakt" und des „Backpulvers", bestimmte zusammen mit Christoph Heinrich Pfaff (* 2. März 1773 in Stuttgart; † 23. April 1852 in Kiel) mit Hilfe von Verbrennungsdaten die Summenformel $C_8H_{10}N_4O_2$ des Koffeins. Sie nutzten

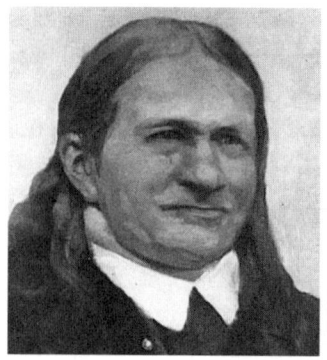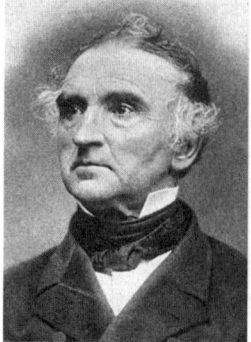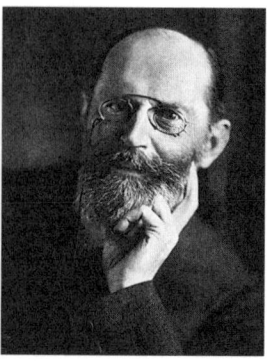

Abb. 13: Die Väter des Koffeins: Friedlieb Ferdinand Runge (1794–1867), Justus von Liebig (1803–1873), Emil Fischer (1852–1919)

den ein Jahr zuvor von Liebig entwickelten Fünf-Kugel-Apparat für die quantitative Analyse. Später wurde das Verfahren als die „Liebig'sche Elementaranalyse" bezeichnet. Sie nutzen die Apparatur auch zur Bestimmung der Zusammensetzung anderer Stoffe.

Die chemische Struktur wurde 1875 von Ludwig Medicus (* 1. Dezember 1847 in Kaiserslautern; † 11. Oktober 1915 in Würzburg) als 1,3,7-Trimethylxanthin angenommen. In seiner Habilitationsschrift von 1875 leitete er die Strukturen der damals bekannten Purine (Harnsäure, Xanthin, Guanin, Hypoxanthin) sowie der Purinalkaloide Koffein und Theobromin her. Die vorerst theoretische Struktur des Koffeins wurde erst nach langen Auseinandersetzungen mit Hermann Emil Fischer (* 9. Oktober 1852 in Euskirchen; † 15. Juli 1919 in Berlin) mehr als 20 Jahre später anerkannt. Hermann Emil Fischer, ein Meister der Strukturaufklärung von Naturstoffen, führte 1895 die erste Synthese von Koffein und Theobromin durch.

Die qualitative Bestimmung des Gehalts von Koffein in verschiedenen Kaffeesorten wird heute hautsächlich mit modernen analytischen Methoden durchgeführt. Solche Methoden sind z. B. die Dünnschichtchomatographie (DC) oder die Hochleistungsflüssigkeitschromatographie (HPLC). Die Dünnschichtchromatographie ist ein physikochemisches Trennverfahren, das zur Untersuchung der Zusammensetzung von Proben dient. Besonders vorteilhaft bei dieser Methode ist der geringe apparative Aufwand, die Schnelligkeit, die hohe Trennleistung und der geringe Substanzbedarf. Eingesetzt wird sie häufig zum raschen Nachweis der Reinheit einer Substanz oder der Überprüfung der Identität mit einer Referenzsubstanz. Die HPLC hat sich in den 60er-Jahren aus der Säulenchromatographie entwickelt, als man erkannte, dass die

Trennleistung einer Säule mit abnehmender Korngröße der stationären Phase zunimmt. Bei der HPLC arbeitet man deshalb mit sehr feinem Material. Die geringe Korngröße des Säulenmaterials erfordert die Anwendung hoher Drücke und damit einen erheblichen technischen Aufwand. Trotzdem hat sich die HPLC wegen ihrer Leistungsfähigkeit als Routinemethode durchgesetzt.

Koffein – das Purinmolekül

Koffein ist ein Trivialname, den die Substanz wegen ihres Vorkommens in Kaffee erhielt, der aber nichts über die chemische Zusammensetzung aussagt. Nach der offiziellen Nomenklatur lautet die vollständige Bezeichnung 1,3,7-Trimethyl-2,6(1H,3H)-purindion. Die Kurzform ist 1,3,7-Trimethylxanthin, nach der chemischen Ableitung des Koffeins vom Xanthin. Es gehört zur Gruppe der natürlich vorkommenden Purine *(Purinalkaloide)*, genauso wie die strukturähnlichen Dimethylxanthine Theophyllin und Theobromin.

Die Struktur des Koffeins bildet ein Doppelring, an dem sich mehrere Substituenten befinden. Dieser Doppelring im Kern entspricht der Grundstruktur des Purins. Er besteht aus einem 6er- und einem 5er-Ring, die jeweils zwei Stickstoffatome enthalten. An C-2 und C-6 findet man ein doppelt gebundenes Sauerstoffatom. Zusätzlich hat Koffein an N-1, N-3 und N-7 noch jeweils eine Methylgruppe (-CH$_3$). Bei Theophyllin fehlt die Methylgruppe an N-7, bei Theobromin die an N-1.

Reines Koffein ist unter normalen Bedingungen ein weißes, geruchloses, kristallines Pulver mit bitterem Geschmack. Koffein tritt in zwei ineinander überführbaren Kristallformen identischer chemischer Zusammensetzung auf.

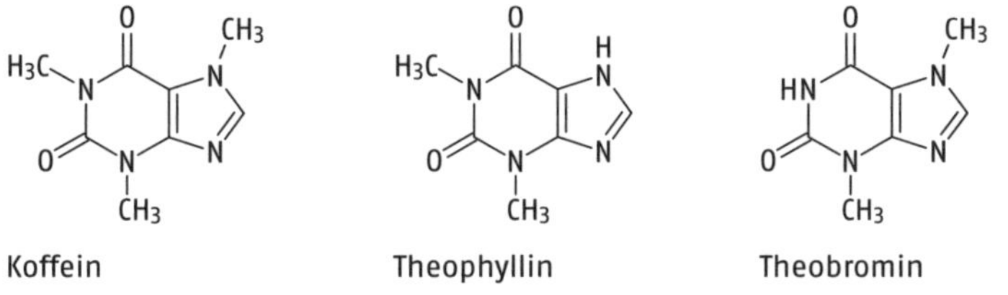

Abb. 14: Strukturformeln der Purinalkaloide Koffein, Theophyllin und Theobromin. Vom Grundgerüst des Xanthins leiten sich die Purinalkaloide ab. Das Grundgerüst kann als kondensiertes Ringsystem, zusammengesetzt aus den beiden Heterocyclen Pyrimidin und Imidazol, aufgefasst werden.

Die bei Raumtemperatur stabile β-Form (Tieftemperaturform) wandelt sich bei 141 °C in die α-Form (Hochtemperaturform) um. Diese schmilzt bei 236 °C. Die Rückumwandlung von der α- zur β-Form ist kinetisch gehemmt, so dass die α-Form über Wochen bei Raumtemperatur stabil sein kann. Die Verbindung ist leicht sublimierbar (ab 178 °C), d. h., sie geht vom festen in den gasförmigen Zustand über. Die Löslichkeit in Wasser hängt stark von der Temperatur ab.

Der Weg des Koffeins im Organismus

Die Resorption von Koffein findet teilweise im Magen, hauptsächlich aber im Darm statt. Wie schnell es vom Körper aufgenommen wird, hängt vom Mageninhalt ab. Nach einer reichhaltigen Mahlzeit verlängert sich die Verweilzeit des Kaffees im Magen, und das Koffein wird langsamer in die Blutbahn resorbiert. Einen vergleichbaren Effekt hat, wenngleich in geringerem Maße, die Zugabe von Milch. Milch ist alkalisch und reich an Proteinen, Galactose und Fetten, was gleichfalls die Entleerung des Magens verlangsamt. Eine schnellere Aufnahme wird durch kohlensäurehaltige Getränke erreicht.

Erst einmal im Blut angekommen, erreicht das Koffein in weniger als fünf Minuten die Organe und das Nervensystem. Allerdings wird rund ein Drittel der Menge im Blutplasma an Proteine wie Albumin gebunden und bleibt inaktiv. Bei älteren Menschen enthält das Blut weniger Eiweißstoffe, weil ihr Proteinstoffwechsel verlangsamt ist; die Leber bildet nicht mehr so viele Proteine, und die Nieren scheiden mehr aus. Daher ist bei diesen Menschen der Anteil von freiem Koffein im Blut höher und die anregende Wirkung oftmals stärker. Die belebende Wirkung spürt man meist schon nach einer halben Stunde, dann ist bereits die höchste Konzentration im Blut erreicht. Die Ausscheidung ist viel langsamer. Im Urin wird ein ca. zehnmal geringerer Wert als im Blut gemessen. Das lässt sich damit erklären, dass der Großteil von Koffein abgebaut wird und nur ein geringer Anteil, 3–10 % unverändert mit dem Urin ausgeschieden wird. Koffein überwindet die Blut-Hirn-Schranke und auch die Plazenta-Schranke. Die Gabe von 5–8 mg Koffein pro Kilogramm Körpergewicht resultiert in einer Plasma-Koffeinkonzentration von 8–10 mg pro Liter.

Die biologische Halbwertszeit von Koffein im Blut liegt zwischen 2,5 und 5 Stunden bei gesunden Erwachsenen. Bei Neugeborenen ist diese Halbwertszeit drastisch erhöht – sie beträgt im Mittel 80 Stunden, bei Frühgeborenen sogar 100 Stunden. Anders sieht es bei Rauchern aus. Sie haben eine um

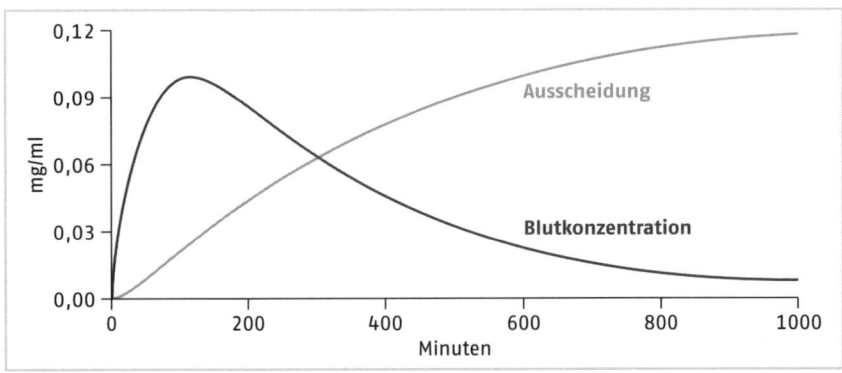

Abb. 15: Zeitlicher Verlauf der Blutkonzentration und der Ausscheidung von 400 mg Koffein

30–50 % reduzierte Koffein-Halbwertszeit. Bei Frauen, die orale Verhütungsmittel einnehmen, verdoppelt sie sich dagegen, und bei Frauen, die sich im letzten Trimenon der Schwangerschaft befinden, steigt die biologische Halbwertszeit auf 15 Stunden an. Ferner ist bekannt, dass das Trinken von Grapefruitsaft vor der Koffeinzufuhr die Halbwertszeit des Koffeins verlängert, da der Bitterstoff der Grapefruit den Abbau des Koffeins in der Leber hemmt. Bei gleichzeitiger Aufnahme von Alkohol und Koffein verschlechtert sich die Reaktionszeit der Person und der Alkoholabbau wird verlangsamt, entgegen der landläufigen Meinung. Das sollte berücksichtigt werden, wenn man nach einem ausgiebigen Mittagessen mit einem guten Wein zum Abschluss einen Mokka oder einen Espresso trinkt.

Der Abbau von Koffein

Der menschliche Organismus schützt sich vor Vergiftungen mit Fremdstoffen durch den Abbau dieser Stoffe und nutzt dazu spezielle Enzyme. Ein sehr wichtiges Enzymsystem ist die Superfamilie der Cytochrome P450 (CYP). CYP-Enzyme kommen in fast allen Lebewesen auf der Erde vor. Beim Menschen wurden 60 verschiedene CYPs gefunden. CYPs leisten einen wichtigen Beitrag beim Abbau wasserunlöslicher Stoffe. Diese werden dadurch besser wasserlöslich und können schneller aus dem Körper ausgeschieden werden. Da die Leber das wichtigste Stoffwechselorgan im Organismus ist, sind CYP-Enzyme in hoher Konzentration im Zellinneren von Leberzellen lokalisiert. Einige CYP-Enzyme wurden aber auch in Gewebe außerhalb der Leber gefunden, z. B. in der Lunge und im Darm. Im Darm findet man z. B. CYP3A4, CYP2C und CYP1A1. Diese CYP-Enzyme sind im Darm mitverantwortlich für den Abbau von vielen Arzneimitteln und reduzieren dadurch die Konzentration, die dem Organismus nach der Aufnahme in den Blutkreislauf zur Verfügung steht. Viele dieser Enzyme haben wichtige physiologische Funktionen im Abbau von Steroiden, Fettsäuren, Gallensäuren, Vitaminen und weiteren vielen körpereigenen Botenstoffen.

Tab. 5: Die für den Arzneimittelmetabolismus wichtigen CYP450-Enzyme. Beispiele für die von ihnen verstoffwechselten Arzneistoffe (Substrate), ihre Hemmstoffe und Induktoren

CYP	Substrate	Hemmstoffe	Induktoren
1A2	Koffein, Ondansetron, Tacrin, Theophyllin	Ciprofloxacin, Fluroxamin	Carbamazepin, Johanniskraut, Omeprazol, Rifampicin, Tabakrauch
2C9	Antidiabetika (z. B. Glimepirid, Rosiglitaton, Tolbutamind), Fluvastatin, NSAR (z. B. Diclofenac, Ibuprofen), Phenprocoumon, Sartane	Isoniazid	Johanniskraut, Phenytoin, Rifampicin
2C19	Citalopram, Diazepam, Moclobemid, Protonenpumpenhemmer (z. B. Lansoprazol, Omeprazol)	Cimetidin, Ketoconazol	Rifampicin
2D6	Betablocker, Kodein, Neuroleptika (z. B. Haloperidol, Phenothiazine, Risperidon), selektive Serotonin-Wiederaufnahmehemmer, trizyklische Antidepressive	Chinidin, Fluoxetin, Paroxetin	
2E1	Ethanol, Inhalationsanästhetika	Disulfiram	Ethanol, Isoniazid
3A4	Astemizol, Azol-Antimykotika, Cisaprid, Immunsuppressiva (Ciclosporin A, Sirolimus, Tacrolimus), Kalziumantagonisten, Makrolide, Malariamittel (z. B. Halofantrin, Mefloquin), Midazolam, Pimozid, Proteasehemmer, Sildenafil, Statine (Atorvastatin, Lovastatin, Simvastatin), Steroide (z. B. Ethinylestradiol), Tamoxifen, Terfenadin	Azol-Antimykotika, Cimetidin, Clarithromycin, Erythromycin, Grapefruitsaft, Indinavir, Nefazodon, Nelfinavir, Ritonavir	Carbamazepin, Efavirenz, Johanniskraut, Nevirapin, Phenobarbital, Phenytoin, Primidon, Rifabutin, Rifampicin

Auch das Koffein wird über CYP-Enzyme abgebaut. Bei Menschen wird etwa 80 % des aufgenommenen Koffeins durch das Enzym CYP1A2 zu Paraxanthin

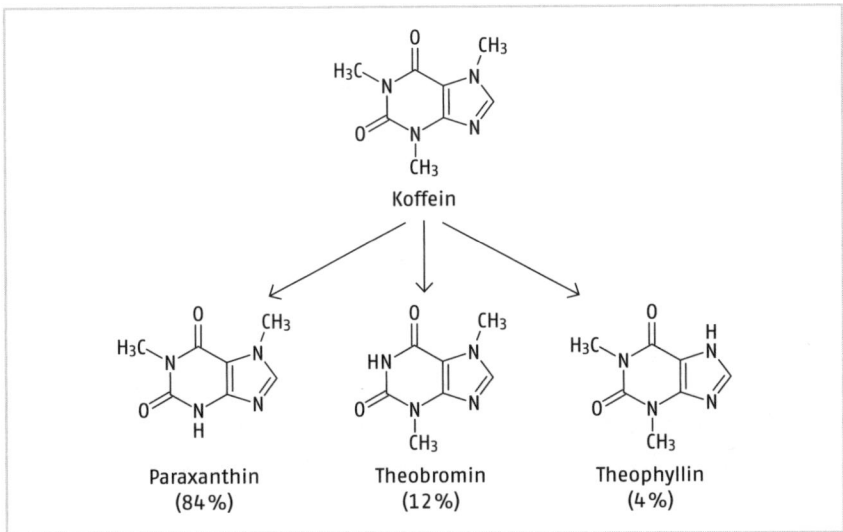

Abb. 16: Verstoffwechselung von Koffein. Beim Menschen werden etwa 84 % des aufgenommenen Koffeins durch das Enzym Cytochrom P450 1A2 zu Paraxanthin demethy-
liert und weitere 16 % werden in der Leber zu Theobromin (12 %) und Theophyllin
(4 %) umgesetzt.

abgebaut. Weitere etwa 16 % werden in der Leber zu Theobromin und Theophyllin umgesetzt. Im Urin lässt sich etwa ein Dutzend Abbauprodukte nachweisen. Da allerdings weniger als 3 % des ursprünglich aufgenommenen
Koffeins im Urin gefunden werden, ist davon auszugehen, dass Koffein im
menschlichen Organismus fast vollständig abgebaut wird.

Die Aktivität der abbauenden Enzyme in der Leber variiert von Mensch
zu Mensch und hängt zudem von diversen Umweltfaktoren ab. So wird sie
durch polycyclische Kohlenwasserstoffe gesteigert, die im Zigarettenrauch
enthalten sind. Raucher scheiden Koffein deshalb schneller aus. Das Trinken
von Grapefruitsaft vor der Koffeinzufuhr verlängert dagegen die Verweil-
dauer des Koffeins im Organismus, da der Bitterstoff der Grapefruit die Metabolisierung in der Leber hemmt.

Die Wirkungen von Koffein

Koffein hat zwar ein relativ breites Wirkungsspektrum, doch ist es in geringen
Dosen in erster Linie ein Stimulans, d. h., die Substanz hat eine anregende
Wirkung auf die Psyche. Antrieb und Konzentration werden gesteigert und

Müdigkeitserscheinungen vermindert. Von dieser anregenden Wirkung ist die erregende Wirkung abzugrenzen. Sie tritt erst bei höherer Dosis auf. Es kommt neben der zentralen Erregung zur Anregung von Atemzentrum und Kreislauf.

Die wesentlichen Wirkungen des Koffeins sind:

- Anregung des Zentralnervensystems,
- Erhöhung der Kontraktionskraft des Herzens,
- Steigerung der Herzfrequenz (Pulssteigerung),
- Bronchialerweiterung (Bronchodilatation),
- schwach harntreibende (diuretische) Wirkung durch Hemmung der Rückresorption von Wasser aus dem Primärharn,
- Wirkung auf Blutgefäße: Auf Gefäße im Gehirn wirkt Koffein verengend, auf solche in der Peripherie erweiternd. Durch die zerebral vasokonstriktive Wirkung kommt es zu einer verringerten Blutfließgeschwindigkeit im Gehirn,
- geringfügige Erhöhung des Blutdrucks,
- Anregung der Peristaltik des Darms,
- Hemmung der Muskelkontraktionen in den Wänden der Eileiter und somit Behinderung der Passage von befruchteten Eizellen in die Gebärmutter, mit der möglichen Folge einer verminderten Fruchtbarkeit der Frau,
- Förderung der Glycogenolyse und Lipolyse,
- Schutzwirkung gegen Leberzirrhose.

Tab. 6: Vergleich der relativen Wirkungsstärken von Koffein, Theophyllin und Theobromin. +++ starke Wirkung, ++ mittelstarke Wirkung, + schwache Wirkung

Wirkung	Koffein	Theophyllin	Theobromin
Zentrale Erregung	+++	++	
Stimulation des Herzens	+	+++	++
Erschlaffung der glatten Muskulatur	++	+++	+++
Stimulation der Skelettmuskulatur	+++	++	+
Steigerung der Harnausscheidung	+	+++	

Die individuelle Verträglichkeit von Koffein ist sehr verschieden. Deshalb sollten empfindliche Personen nur so viel eines koffeinhaltigen Getränks zu sich nehmen, so lange es sich für sie „gut anfühlt".

In den letzten Jahren hat man sehr viel über die molekulare Wirkung des Koffeins gelernt. Das breite Wirkungsspektrum verdankt Koffein mehreren

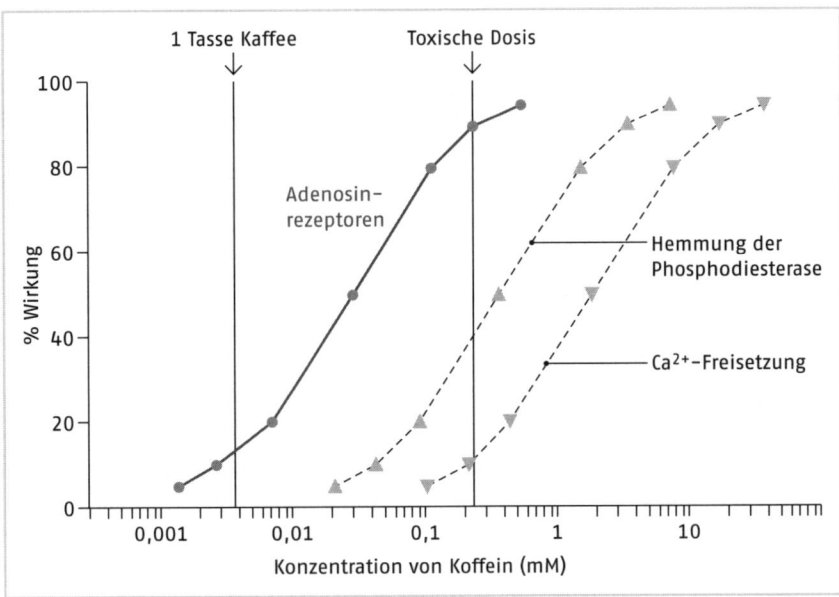

Abb. 17: Koffein hat drei wichtige Wirkmechanismen, die in Abhängigkeit der Konzentration aktiviert werden. Darstellung von Konzentrations-Wirkungs-Kurven für die drei Wirkeffekte: Blockade der Adenosinrezeptoren, Hemmung der Phosphodiesterasen, Kalzium(Ca^{2+})-Freisetzung

Wirkkomponenten, die auf molekularer Ebene in bestimmte Zellvorgänge eingreifen. Wie viele andere Naturstoffe auch aktiviert oder hemmt Koffein in Abhängigkeit der Konzentration unterschiedliche Mechanismen. In diesen Fällen spricht man von der sogenannten „Multi-Target-Wirkung". Für Koffein sind drei Wirkmechanismen besonders gut untersucht. In geringer Konzentration ist es ein Antagonist an den Adenosinrezeptoren, höhere Konzentrationen blockieren die Phosphodiesterasen und sehr hohe Konzentrationen bewirken eine Zunahme der intrazellulären Kalziumkonzentration. Koffein kann die Blut-Hirn-Schranke fast ungehindert passieren und entfaltet seine anregende Wirkung hauptsächlich im Zentralnervensystem.

Adenosin und die Adenosinrezeptoren

Leben ist auf die Zufuhr von Energie angewiesen. Um die Energie zu übertragen und Arbeit zu leisten, nutzt der Organismus Adenosintriphosphat, kurz ATP. Obwohl unser Gehirn nur 3 % des Körpergewichts ausmacht, verbraucht

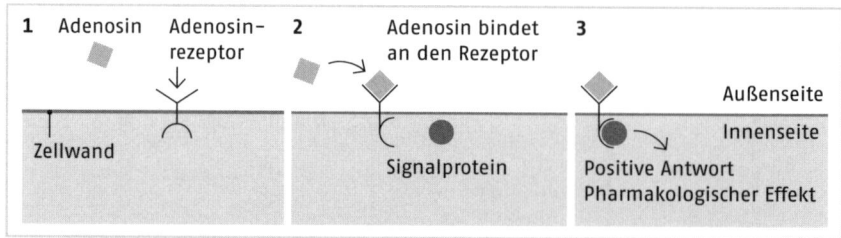

Abb. 18: Schematische Darstellung der Rezeptoraktivierung durch Adenosin. Adenosin bindet an seinen Rezeptor (1). Durch die Konformationsänderung des Rezeptorproteins wird eine intrazelluläre Signalkaskade ausgelöst (2). Das führt zur Auslösung eines pharmakologischen Effekts (3).

es am Tag ca. 20 % der Energie. Die meiste Energie wird für die Kommunikation der Nervenzellen untereinander benötigt. Dies geschieht durch Botenstoffe (Transmitter) wie Noradrenalin, Serotonin, Dopamin oder Acetylcholin. Durch sie werden Informationen von einer Nervenzelle zur anderen weitergeleitet und verarbeitet. Als Nebenprodukt entsteht bei diesen energieverbrauchenden Prozessen das Adenosin.

Eine Aufgabe des Adenosins ist es, als Bremse zu wirken und das Gehirn vor „Überanstrengung" zu schützen, indem es die Informationsleitung moduliert. Unser Gehirn verhindert auf diese Weise zu hohe, anhaltende Belastung und mögliche Überforderung. Um diese Aufgabe leisten zu können, besetzt das aus den Nervenzellen freigegebene Adenosin sogenannte Rezeptoren – Eiweißmoleküle, die sich in der Zellmembran der Nervenzellen befinden. Adenosin bindet an diese Rezeptoren und aktiviert sie. Dadurch werden Signalprozesse im Zellinneren ausgelöst, die die Initiatoren für die Schutzfunktion sind. Adenosin ist also ein Agonist an diesen Rezeptoren, da es an sie bindet und eine Wirkung auslöst. Je aktiver die Nerven sind, desto mehr Adenosin wird gebildet und desto mehr Rezeptoren werden besetzt. Die Nervenzellen arbeiten langsamer und das Gehirn ist vor „Überanstrengung" geschützt. Unter normalen Bedingungen beträgt die Adenosinkonzentration außerhalb der Zellen etwa 300 nM (Nanomol). Bei Entzündungen, Hirnverletzungen oder Hirninfarkt erhöht sich diese Konzentration schnell auf 600–1200 nM.

Die vielfältigen Wirkungen von Adenosin auf ganz unterschiedliche Organsysteme werden durch pharmakologisch verschiedenartige Rezeptoren vermittelt. Die Rezeptoren gehören zur Familie der G-Proteingekoppelten Rezeptoren. Gegenwärtig sind vier Vertreter dieser Gruppe von Rezeptoren bekannt, die als A1, A2A, A2B und A3 bezeichnet werden. Sie sind im Orga-

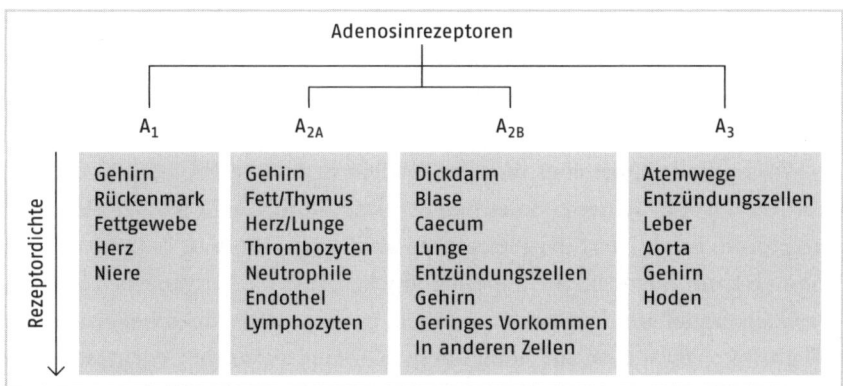

Abb. 19: Gewebeverteilung der Adenosinrezeptoren im Organismus. Der Pfeil kennzeichnet eine abnehmende Rezeptordichte in den Organen.

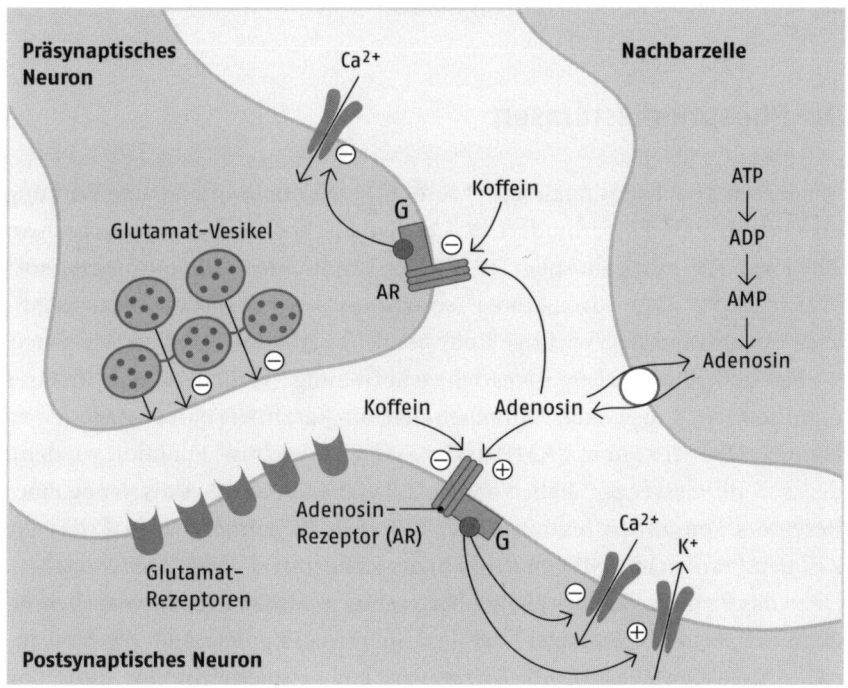

Abb. 20: Signalübertragung an einer Nervenzelle, Lage der Adenosinrezeptoren an der präsynaptischen Nervenendigung und am postsynaptischen Neuron. Adenosin wirkt als Agonist und Koffein als Antagonist auf die Informationsübertragung im Zentralnervensystem. Adenosin hemmt die Signalübertragung durch Hemmung von Kalziumkanälen und Aktivierung von Kaliumkanälen. Koffein ähnelt chemisch dem Adenosin und besetzt die gleichen Rezeptoren. Als Antagonist induziert es jedoch selbst keine Wirkung, sondern verhindert den Zutritt von Adenosin zum Rezeptor und schwächt so dessen Wirkungen ab oder hebt sie vollständig auf.

nismus weit verbreitet und spielen im Zentralnervensystem sowie bei der Regulation von Herz-Kreislauf-Funktionen und Immunreaktionen eine Rolle. Sowohl Agonisten als auch Antagonisten werden derzeit als potenzielle Arzneistoffe entwickelt.

Welche Rolle spielt aber nun das Koffein in diesem Prozess? Koffein ist dem Adenosin in seiner chemischen Struktur ähnlich und besetzt dieselben Rezeptoren. Es aktiviert die Rezeptoren aber nicht, sondern es blockiert sie. Dadurch kann Adenosin nicht mehr andocken, und die Nervenzellen bekommen kein Signal, um langsamer zu arbeiten. Sie arbeiten auch bei steigender Adenosinkonzentration auf Hochtouren. Koffein ist also ein Gegenspieler des Adenosins, ein Antagonist. Charakteristisch für einen Antagonisten ist, dass er an einen Rezeptor bindet, aber keinen Effekt auslöst und die Bindung des Agonisten verhindert. Die Bindung an die Adenosinrezeptoren erfolgt bereits bei sehr geringen Koffeinkonzentrationen.

Die Phosphodiesterasen

In höheren Konzentrationen (0,1–1 mmol/l) hat Koffein eine weitere Wirkung im Organismus: Es verhindert den enzymatischen Abbau von cyclischem Adenosin-3',5'-monophosphat (cAMP) und cyclischem Guanosinmonophosphat (cGMP). Diese sogenannten „second messenger" spielen im menschlichen Organismus eine wichtige Rolle bei der Regulation zellulärer Vorgänge.

Für alle Körperzellen ist es lebensnotwendig, Veränderungen in ihrer unmittelbaren Umgebung wahrzunehmen, um kurzfristig darauf reagieren zu können. Hierbei kommt cAMP und cGMP eine wichtige Funktion zu, denn die „second messenger" haben die Aufgabe, ein durch die Aktivierung eines Rezeptors von außen (extrazellulär) kommendes primäres Signal, das die Zellmembran nicht passieren kann, in der Zelle (intrazellulär) weiterzuleiten. Dient das Primärsignal der Signalübertragung zwischen den Nervenzellen, so dient der „second messenger" der Signalübertragung innerhalb der Nervenzelle. Das löst im Zellkern eine Reizantwort aus, beispielsweise eine Änderung des Zellstoffwechsels. Die Lebensdauer der „second messenger" wird durch die große Familie der Phosphodiesterasen (PDEs) limitiert, indem sie cAMP und cGMP inaktivieren. PDEs sind in nahezu allen Geweben anzutreffen. Hemmstoffe der PDEs fördern die Signalübertragungswege. Sie verlängern die Wirkung von cAMP und cGMP und können dadurch den Effekt eines bestimmten Reizes verstärken. Weil die PDEs auf bestimmte Hemmstoffe

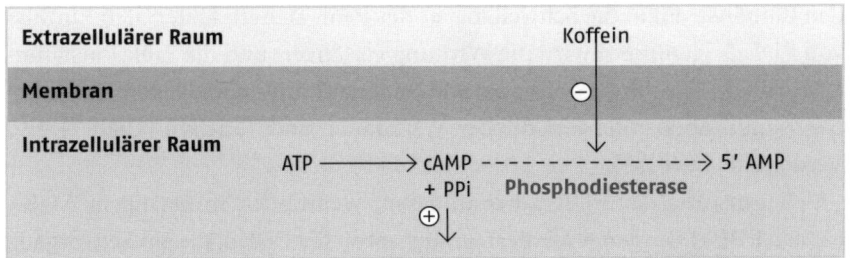

Abb. 21: Ein weiterer Wirkmechanismus des Koffeins ist die Hemmung der cAMP-spaltenden Phosphodiesterasen, die für den Abbau von cAMP zu acyclischem AMP (5' AMP) verantwortlich sind. cAMP ist ein kurzlebiger „second messenger", dessen Halbwertszeit durch Koffein verlängert wird. So kommt es durch den gehemmten Abbau zu einem Anstieg der cAMP-Konzentration in den Zellen. (PPi = Phosphatreste)

uneinheitlich ansprechen, unterscheidet man verschiedene PDE-Klassen, die als PDE 1 bis PDE 11 bezeichnet werden.

Die Hemmung einiger PDEs war Ausgangspunkt für die Entwicklung von Arzneimitteln, die heute mit mehr oder weniger Erfolg angewendet werden. Hemmstoffe der PDE 3 erhöhen die Schlagkraft des Herzens; zudem erweitern sie die Blutgefäße im Körper, besonders in den Armen und Beinen. So verbessern PDE-3-Hemmer die Durchblutung und entlasten außerdem das Herz durch Verminderung des Gefäßwiderstands. Einige Hemmstoffe der PDE 3 wie Amrinon, Milrenon und Enoximon werden deshalb zur kurzzeitigen Therapie der akuten schweren Herzmuskelschwäche angewendet. Allerdings haben diese Medikamente erhebliche unerwünschte Wirkungen. Sie lösen häufig Herzrhythmusstörungen aus und sind deshalb nicht für eine Langzeittherapie geeignet, sondern werden nur in besonderen Notfallsituationen eingesetzt.

Eine Hemmung der PDE 4 führt zur Unterdrückung zahlreicher körpereigener entzündungsfördernder Stoffe. Die Hemmung der PDE 4 ist von ihrer entzündungshemmenden Wirkung her fast mit derjenigen von Glukokortikoiden vergleichbar. Vielleicht kann sie sogar die typischen Nebenwirkungen der Glukokortikoide vermeiden. Von Hemmstoffen der PDE 4 ist bisher nur Roflumilast in Deutschland als Medikament auf dem Markt. Es wird gegen langwierige Entzündungsvorgänge im Rahmen einer chronischen Bronchitis oder chronisch obstruktive Lungenerkrankung (COPD) eingesetzt. Der bekannteste PDE-Hemmstoff ist sicher das Sildenafil (Viagra®), ein Hemmstoff der PDE 5. Hemmstoffe der PDE 5 fördern den Signalübertragungsweg, der bei sexueller Erregung mit Hilfe des Botenstoffs cGMP den Bluteinstrom in die Schwellkörper des Penis steuert. Unter dem Einfluss von PDE-5-Hemmern wird die Wirkung verlängert und die Erektionsfähigkeit gestärkt. Nachfolgepräparate von Sildenafil mit dem gleichen Wirkmechanismus, aber unterschiedlicher Wirkdauer sind Tadalafil (Cialis®) und Vardenafil (Levitra®).

Hemmstoffe der PDE 5 beeinflussen, wenn auch in geringem Maße, ebenso PDEs in anderen Körperregionen, etwa die PDE 6, die am Sehvorgang beteiligt ist. Das erklärt die Beeinträchtigung der Sehfähigkeit, die bei manchen Patienten als unerwünschte Wirkung der Behandlung von Erektionsstörungen auftritt. Weniger bekannt ist, dass der gleiche Wirkstoff, aber in geringerer Dosierung auch zur Behandlung der idiopathischen pulmonalarteriellen Hypertonie wirksam ist. Um Verwechslungen auszuschließen, wird Sildenafil für diese Indikation unter dem Handelsnamen Revatio® vertrieben.

Die intrazelluläre Kalziumkonzentration

Ein weiterer Mechanismus des Koffeins in der Zelle ist die Erhöhung der intrazellulären Kalziumkonzentration. Für diese Wirkung sind sehr hohe Konzentrationen von 1–25 mmol/l notwendig.

Das zweiwertige Kalziumion (Ca^{2+}) spielt eine herausragende Rolle bei einer Vielzahl zellulärer Vorgänge. Die durch Kalzium gesteuerten Prozesse reichen von Skelett- und Herzmuskelkontraktion, Blutgerinnung und Sekretion bis hin zu Genexpression, Zellproliferation, Differenzierung und Zelltod. Deshalb ist die Regulation der intrazellulären Kalziumkonzentration besonders wichtig für den Organismus. In der Zelle ist die Kalziumkonzentration etwa 10 000-mal niedriger als außerhalb der Zelle und kann bei Aktivierung der Zelle um das 10- bis 100-Fache erhöht werden Ein Anstieg der intrazellulären Konzentration kann, je nach Lokalisation, Zeitverlauf und Zelltyp, unterschiedliche biochemische und physiologische Reaktionen hervorrufen. Nach Beendigung der Aktivierung der Zelle kehrt die Kalziumkonzentration durch verschiedene Regulationsmechanismen wieder auf das Ausgangsniveau zurück. Ein unkontrollierter Anstieg der Kalziumkonzentration über einen längeren Zeitraum führt zum Tod der Zelle.

Koffein in sehr hohen Konzentrationen, also bei Überdosierung, ist in der Lage, Kalziumionen aus einem intrazellulären Speicher, dem endoplasmatischen Retikulum, freizusetzen. Das geschieht durch seine spezifische Bindung

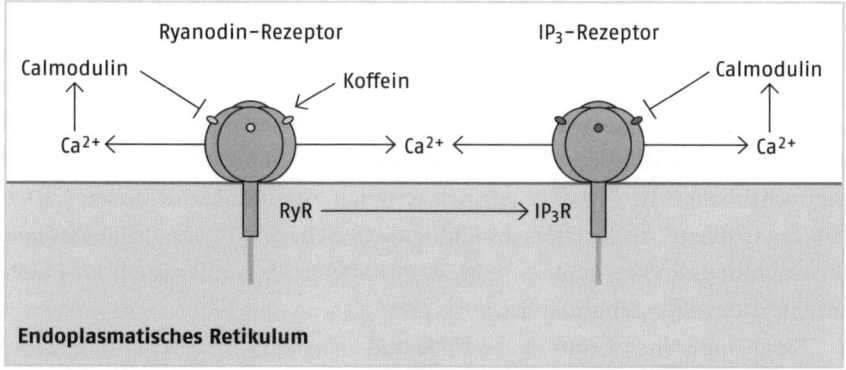

Abb. 22: In sehr hoher Konzentration (ab etwa 10 mM) setzt Koffein Kalzium(Ca^{2+})-Ionen aus dem endoplasmatischen Retikulum frei. Das geschieht durch seine spezifische Bindung an den Ryanodin-Kanal (RyR), durch den die Ca^{2+}-Ionen aus dem endoplasmatischen Retikulum ausgeschleust werden. Damit steigt die Ca^{2+}-Konzentration in der Zelle.

an Ryanodin-Rezeptoren. Diese Rezeptoren sind ebenfalls Eiweißmoleküle, die sich allerdings nicht in der Zellmembran befinden, sondern im Inneren der Zelle an der Membran des endoplasmatischen Retikulums. Die Wirkungen durch diese zusätzliche Erhöhung der intrazellulären Kalziumkonzentration sind vielfältig und können zu dem sogenannten „calcium overload" führen, der zum Absterben von Zellen beiträgt.

Aufgrund dieser Eigenschaft wird Koffein in der biomedizinischen Forschung verwendet. Da die benötigte Dosis die letale Dosis von Säugetieren bei Weitem übersteigt, wird Koffein nur bei Experimenten an Zellkulturen oder isolierten Organen, nicht aber an lebenden oder narkotisierten Tieren eingesetzt.

Kaffee und Gesundheit

Wie gesund Kaffee ist, belegen ständig neue Studien. Es ist selbst für Experten oft schwierig, hierbei den Überblick zu behalten. Andererseits stellen sich viele Kaffeeliebhaber die Frage: „Kann ich wirklich vier und mehr Tassen Kaffee am Tag trinken?" Sie fürchten gesundheitliche Schäden. In der Tat, aus frühen Beobachtungsstudien schloss man, dass Kaffeetrinken mit einem erhöhten Krankheitsrisiko verbunden ist.

Dank moderner Computertechnik und neuen statistischen Analyseverfahren ist es heute möglich, sehr große Patientenkollektive mit wissenschaftlichen Methoden genauer zu untersuchen. Untersuchungen zu den langfristigen Auswirkungen des Konsums von Kaffee haben in den letzten Jahren teilweise überraschende Ergebnisse erbracht. In der Mehrzahl handelt es sich dabei um Beobachtungsstudien, bei denen immer auch andere Einflussfaktoren mit untersucht werden. Eine solche groß angelegte Studie mit mehr als 42 600 erwachsenen Frauen und Männern erbrachte das Ergebnis, dass Kaffeetrinken nicht mit erhöhtem Risiko für chronische Erkrankungen verbunden ist. Im Vergleich zu anderen Getränken enthält Kaffee deutlich größere Mengen an Antioxidantien, die einen Schutz vor chronischen Erkrankungen bieten können. Die Wissenschaftler aus Potsdam-Rehbrücke, Heidelberg und Berlin untersuchten neben den Ernährungs- und Lebensstildaten auch die Häufigkeit des Auftretens von Typ-2-Diabetes, Herzinfarkt, Schlaganfall und Krebs. Sie kamen zum Resümee, dass wer Kaffee gut verträgt und ihn gern trinkt, dies auch weiterhin tun sollte. Die Wissenschaftler betonen allerdings, dass aufgrund der Studienergebnisse sich die Menschen nicht verführen lassen sollen, mit dem Kaffeetrinken zu beginnen.

Nun werden dem „schwarzen Muntermacher" vielfältige Wirkungen auf den Organismus zugeschrieben. Kaffee steigert die Vigilanz (Wachheit), d. h. verbessert Konzentrationsleistung und Merkfähigkeit, insbesondere das Kurzzeitgedächtnis. Kaffee fördert auch den Gedankenfluss und die schnellen Assoziationen (gedanklichen Verknüpfungen), hebt die Stimmung, verbessert den Antrieb, er aktiviert also den Organismus durch Wirkungen im Nervensystem. In körperlicher Hinsicht erweitert Koffein die Herzkranzgefäße und stimuliert damit den „Motor des Organismus", entfaltet die Bronchialmuskulatur, wodurch mehr Luft und vor allem Sauerstoff in die Lunge und später in den gesamten Organismus einschließlich Gehirn gepumpt wird, regt die Gallenblasensekretion an, was die Verdauung fördern kann usw.

Kritisch hinterfragt wird immer wieder die vermeintliche magenreizende Wirkung des Koffeins. Hieraus ergibt sich eine weitere Frage. Gibt es eine Kaffee-Empfindlichkeit? Auffallend ist, dass manche Menschen nach dem Genuss von handelsüblichem Kaffee oft über Beschwerden wie Völlegefühl, Sodbrennen und Herz- und Magenschmerzen klagen. Bei diesen Kaffee-Empfindlichen wird ein Reiz auf den Magen, die Leber und die Galle ausgeübt. Die übermäßige Aufnahme von Kontakten zur Umwelt über die Sinnesorgane, die das Leben unserer Zeit erfordert, führt zwangsläufig auch zu erhöhter Anfälligkeit des vegetativen Nervensystems gegenüber Reizen, die unter normalen Umständen keine Reaktion hervorrufen. So können bei empfindlichen Menschen durch Reizung des vegetativen Nervensystems Störungen an verschiedenen Organen hervorgerufen werden. Für die Entstehung dieser Beschwerden ist allerdings das im Kaffee enthaltene Koffein nicht verantwortlich, sondern bestimmte Reizstoffe, die während des Röstvorgangs entstehen. Koffeinfreier Kaffee gilt sogar als noch stärker reizend. Diese Röststoffe stören die Harmonie im vegetativen Nervensystem und verleiden vielen den so gern genossenen Kaffee. Deshalb sucht man intensiv nach neuen Veredelungsverfahren vor der Röstung, um den für die Reizung verantwortlichen Gehalt von Chlorogensäure zu vermindern.

Einfluss von Kaffee auf Verhalten und geistige Leistungsfähigkeit

Kaffee und Aufmerksamkeit

Die Leistungsfähigkeit des menschlichen Gehirns hängt vor allem von der Vernetzung der Nervenzellen ab, weniger von der Geschwindigkeit, mit der Nervenerregungen selbst ablaufen. Da jede der etwa 100 Milliarden Nervenzellen (Neuronen) wiederum mit durchschnittlich 10 000 anderen Nervenzellen verbunden ist, entsteht ein enges Geflecht mit etwa einer Billiarde Kontakten zu anderen Nervenzellen (Synapsen). Theoretisch bedeutet dies, dass eine Information, die in einer Nervenzelle startet, innerhalb von nur wenigen Schritten bereits 100 Millionen (10 000 × 10 000) Nervenzellen erreicht. Den Informationsaustausch zwischen den Nervenzellen in unserem Gehirn kann man sich wie ein Feuerwerk aus elektrochemischen Impulsen und Signalen vorstellen. Reize können von einer Nervenzelle jedoch nur nacheinander und nicht gleichzeitig weitergeleitet werden. Allerdings ist die Arbeitsgeschwindigkeit immens. Je mehr Nervenzellen miteinander vernetzt sind, desto mehr Informationen können in rascher Folge und mit hoher Genauigkeit verarbeitet werden. Je schneller und zum Teil auch präziser die Menge der anfallenden Informationen wiederum verarbeitet werden kann, desto leistungsfähiger ist das Gehirn. Verbindungen zwischen Nervenzellen können jederzeit auf-, um- oder abgebaut werden. So wird Neues gelernt und Ungenutztes vergessen.

Kaffee soll nicht nur die Morgenmuffel wach machen, sondern auch das Gedächtnis fördern. Koffein ist ein mildes Stimulans, das Wachheit, Konzentrationsvermögen sowie die mentale und physische Leistungsfähigkeit erhöhen kann. Da Koffein ein Hauptbestandteil des Kaffees ist, dürfte das auch für die Tasse Kaffee zutreffen. In wissenschaftlichen Studien wurde die Wirkung von Koffein auf verschiedene Aspekte wie Wachheit, Konzentrationsfähigkeit, Verhalten und geistige Leistungsfähigkeit untersucht. Eine Vielzahl von Studien unterstützt die Ansicht, dass der Genuss von Kaffee bzw. Koffein die Wachheit erhöht. Am besten lässt sich dies im Zusammenhang mit Situationen nachweisen, in denen die Wachheit reduziert ist. Dies ist frühmorgens, bei nächtlicher Schichtarbeit, einer akuten Erkältung, Schlaflosigkeit oder bei der Verwendung von Benzodiazepinen der Fall.

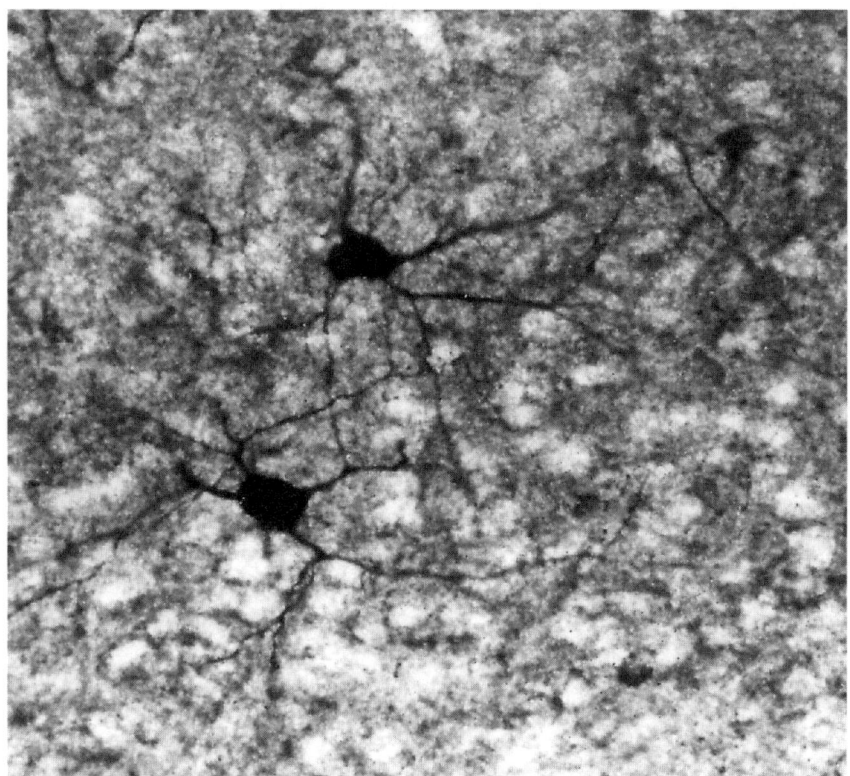

Abb. 23: Neuronales Netzwerk

Während nächtlicher Fahrten wurde bei Autofahrern der Einfluss von 125 ml Kaffee (ca. 200 mg Koffein) auf das Reaktionsvermögen als Maß für die Wachheit/Wachsamkeit geprüft. Kaffee erwies sich in dieser Studie als wahrer Muntermacher, denn er hatte einen vergleichbaren Effekt wie ein kurzes Schläfchen. Untersucht wurde außerdem der Einfluss von Koffein in unterschiedlicher Dosierung auf die visuelle Aufmerksamkeit in einem standardisierten Testsystem. Auch in diesem Test steigerte Koffein dosisabhängig die Aufmerksamkeit und die Wachheit.

Als Ursachen dieser Wirkung werden verschiedene Möglichkeiten diskutiert. Sicherlich trägt die Verengung der Gefäße dazu bei. Dadurch wird das Blut mit mehr Druck durch den Körper gepumpt. Herztätigkeit, Stoffwechsel und Atmung werden beschleunigt, das Gehirn wird stärker durchblutet, das steigert die Konzentration. Ein anderer Mechanismus ist der Anstieg des Neurotransmitters Dopamin in bestimmten Hirnregionen, wodurch die

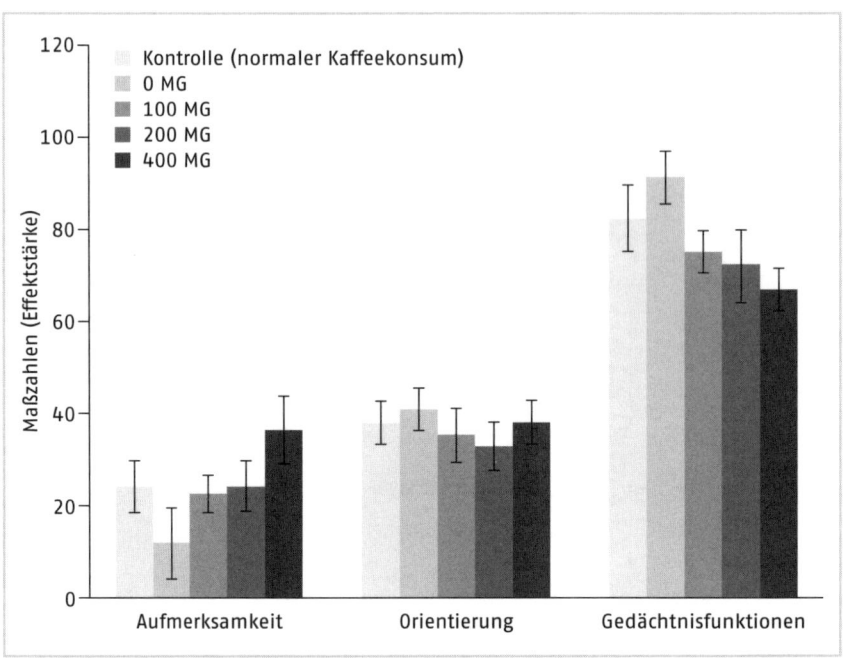

Abb. 24: Probanden wurden 3 psychologischen Tests unterzogen. Dargestellt ist die Wirkung von Koffein in unterschiedlicher Dosierung auf die Aufmerksamkeit und Orientierung sowie auf Defizite in der Handlungskontrolle (Stroop-Test). Aufmerksamkeit wird durch Koffein erhöht, während die Substanz auf die Orientierung keinen dosisabhängigen Einfluss hat. Die Defizite in der Handlungskontrolle werden durch Koffein vermindert.

Wachsamkeit erhöht und die Motorik verstärkt wird. Außerdem blockiert das Koffein den Botenstoff Adenosin, der uns müde macht und wie bereits beschrieben in unserem Körper als Bremse wirkt.

Allerdings fällt das Ergebnis einer britischen Studie etwas anders aus. Nach dieser Studie ist die stimulierende Wirkung von Kaffee nur eine Illusion der Kaffeetrinker. Es wird postuliert, dass die anregende Wirkung bei Gewohnheitskonsumenten von Kaffee nur auf Einbildung beruht. Untersucht wurde das an 379 Teilnehmern, bei denen die Leistungsfähigkeit nur auf das normale Niveau stieg. Bei dem Test zeigten sich erkennbare Unterschiede zwischen subjektiven Wachheitszuständen und der tatsächlichen Leistungsfähigkeit. Bei weiteren Untersuchungen wurden Aufmerksamkeitstests am Computer durchgeführt. Die Teilnehmer, die koffeinhaltige Arzneien zu sich nahmen, zeigten kein gesteigertes Leistungsvermögen gegenüber denjenigen, die kaum oder nie Kaffee trinken. Keine Studiengruppe schnitt deutlich besser ab als die andere. Nach dieser Studie ist Kaffee nicht anregend, sondern nur bei Kaffee-trinkern ein Gewöhnungsfaktor, der subjektiv den Organismus in Schwung bringt. Menschen, die keinen Kaffee trinken, sind deshalb nicht weniger leistungsfähig; im Gegenteil, sie benötigen nicht die morgendliche Tasse Kaffee, um den Organismus auf das normale Leistungsniveau zu bringen. Es wird vermutet, dass dies mit der Ansprechbarkeit der Adenosinrezeptoren zu tun hat. Durch den Kaffeegenuss und die dadurch bedingte ständige Blockierung der Adenosinrezeptoren nimmt ihre Zahl als Gegenregulationsmechanismus des Organismus zu (Up-Regulation); sie müssen dann wieder blockiert werden.

Kaffee und Schlaf

Schlaf wurde bis Mitte des 20. Jahrhunderts als passiver Zustand angesehen. Dabei war es erstmalig bereits im Jahr 1937 gelungen, die menschliche Gehirnaktivität während des Schlafs elektroenzephalographisch aufzuzeichnen und somit zu belegen, dass Schlaf keineswegs nur ein passiver Ruhezustand ist. Erst in den letzten Jahrzehnten des 20. Jahrhunderts begann sich die Erkenntnis durchzusetzen, dass Schlaf ein aktiver Verhaltenszustand ist, gekennzeichnet durch eine fein abgestimmte neuronale Aktivität in bestimmten Hirnarealen. Das Schlaf-Elektroenzephalogramm (EEG) ermöglicht die Gehirnaktivität und somit objektive Parameter des Schlafverhaltens aufzuzeichnen.

Wie jedermann weiß, nimmt das Schlafbedürfnis mit fortdauernder Wachzeit zu. Wer lange nicht geschlafen hat, braucht sich nur hinzusetzen, um sofort einzunicken. Nach Schlafeintritt nimmt das Schlafbedürfnis sukzessive ab. Zu Beginn ist der Schlaf tief, wird aber in den folgenden Stunden oberflächlicher. Das kommt auch darin zum Ausdruck, dass Bewegungen im Schlaf mit fortschreitender Schlafdauer häufiger werden. Der Mensch bleibt ca. 16 Stunden am Tag wach und schläft 8 Stunden. Im Zusammenhang mit der Regulation des Schlafs wurden viele neurobiologisch aktive Botenstoffe diskutiert. Dazu gehören Acetlycholin, Noradrenalin, Serotonin, Dopamin und Histamin, die Aminosäuren Glutamat und GABA, verschiedene Neuropeptide, Prostaglandine, Immunfaktoren und auch Adenosin. Methylxanthine wie Koffein und Theophyllin, die antagonistisch auf Adenosinrezeptoren wirken, erhöhen die Wachheit beträchtlich. Adenosin akkumuliert mit zunehmender Wachheit kontinuierlich.

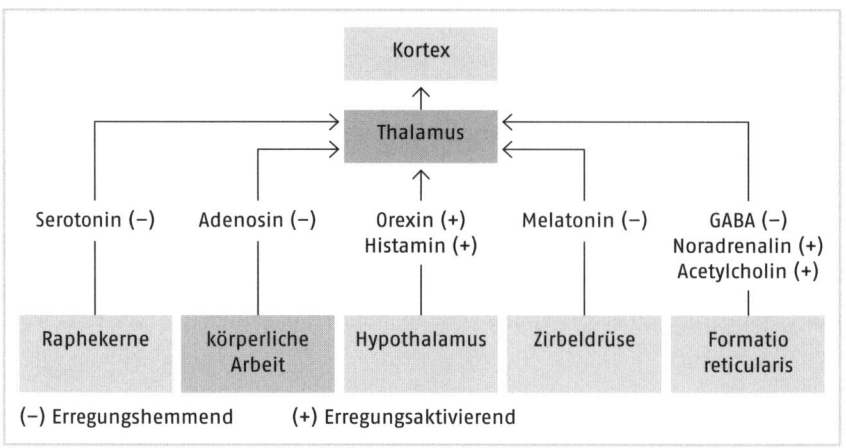

Abb. 25: Regulation des Schlafs. Es wird vermutet, dass Adenosin an der Induktion von Schlaf (insbesondere nach verlängerten Wachphasen) beteiligt ist. Dieser Effekt kann – aufgrund der nicht-selektiven Blockade des Adenosinrezeptors – durch Koffein teilweise rückgängig gemacht werden. Diese Beobachtung führte zu der Hypothese, dass Adenosin eine Schlüsselsubstanz für die Schlafinduktion ist.

Der sogenannte Schlaf-Wach-Rhythmus kann durch Kaffeekonsum empfindlich gestört werden.

Am späten Nachmittag und Abend können viele Menschen keinen Kaffee mehr trinken, wenn sie am Abend gut einschlafen wollen. Andere schlafen, selbst wenn sie einen Espresso nach dem Abendessen getrunken haben, wie die Murmeltiere. Wie ist das möglich, was sind die Ursachen? In Zürich wollten Wissenschaftler wissen, woran das liegt, und führten dazu ein sehr interessantes Experiment durch. Versuchspersonen wurden 40 Stunden hintereinander wachgehalten. Zwei komplette Tage und die Nacht dazwischen durften sie nicht schlafen. Am Abend des ersten und am Morgen des zweiten Tages bekam jeder eine Tablette, entweder mit 200 mg Koffein – das entspricht etwa zwei Tassen Kaffee – oder ohne Koffein. Während der gesamten 40 Stunden mussten die Probanden alle drei Stunden einen einfachen Test machen, bei dem ihre Reaktionsgeschwindigkeit als Maß für die Wachheit gemessen wurde. Bei den Versuchspersonen, die kein Koffein eingenommen hatten, wurden die Reaktionszeiten ab 18 Stunden Wachzeit immer schlechter. Kein Wunder – sie wurden durch den Schlafentzug ja auch immer müder. Mit Koffein blieb die Reaktionsfähigkeit dagegen über mehrere Stunden hinweg signifikant besser, trotz Schlafentzug.

Im Schnitt hielt die Wirkung des Koffeins vier Stunden an, allerdings gab es zwischen den Testpersonen große Unterschiede. Bei manchen wurde die

Reaktionsfähigkeit immer schlechter, obwohl sie Koffein bekommen hatten. Deshalb wurde bei diesen Versuchspersonen eine Genanalyse durchgeführt und es fanden sich genetische Variationen. Diejenigen Personen, bei denen Koffein als Wachmacher wirkungslos war, hatten alle die gleiche genetische Variation und unterschieden sich darin von allen übrigen. Diese Gruppe kann von der aufweckenden Wirkung des Koffeins nicht profitieren. Dafür können sie aber auch noch vor dem Schlafengehen Kaffee trinken, ohne danach schlechter ein- und durchzuschlafen. Bei den Übrigen wirkte das Koffein unterschiedlich stark wachmachend und schlafstörend.

Im Schlaflabor wurde anschließend untersucht, wie Koffein auf den Schlaf in der Nacht danach wirkt. Versuchspersonen die mit Koffein gut schlafen konnten, hatten keine Veränderungen im EEG. Das EEG der übrigen zeigte eine deutliche Verlängerung der Zeit bis zum Einschlafen. In einer weiteren Studie fanden die Forscher heraus, dass die Wirkung von ein bis zwei Tassen Kaffee auf den Schlaf überraschend lange anhielt. Die Effekte traten nicht nur dann auf, wenn Testpersonen das Koffein kurz vor dem Einschlafen einnahmen, sondern auch, wenn sie es bereits am Morgen vor der Testnacht bekamen. Kaffee wirkt also bis zu 24 Stunden, und so kann der Morgenkaffee den ganzen Tag das Schlafbedürfnis vermindern.

Kaffee und geistige Leistungsfähigkeit

Die Europäische Behörde für Lebensmittelsicherheit (EFSA) veröffentlichte wissenschaftliche Gutachten, in denen Lebensmittel und ihre gesundheitlichen Wirkungen bewertet werden. Darunter befinden sich auch Gutachten mit Bezug zum Kaffee, die die positiven Wirkungen des Getränks auf den menschlichen Körper noch einmal offiziell belegen. Die EFSA sieht den wissenschaftlichen Nachweis als erbracht, dass Koffein zu einer verstärkten geistigen und physischen Leistungsfähigkeit führt.

Wenn gesunde Menschen psychoaktive Substanzen anwenden, um ihre kognitiven Fähigkeiten zu steigern, sprechen Fachkreise von Neuro-Enhancement oder Doping für das Gehirn. Neuro-Enhancer beeinflussen die geistige Leistungsfähigkeit, das Arbeitsgedächtnis, die Wachheit oder Aufmerksamkeit, das Gedächtnis oder auch die Erinnerung an frühere Geschehnisse. Für die Nutzer ist die Idee verlockend, die Gehirnleistung mithilfe von Substanzen zu steigern. Schüler und Studenten hoffen, leichter durch die Prüfungen zu kommen, Berufstätige wollen ihren stressigen Alltag besser bewältigen,

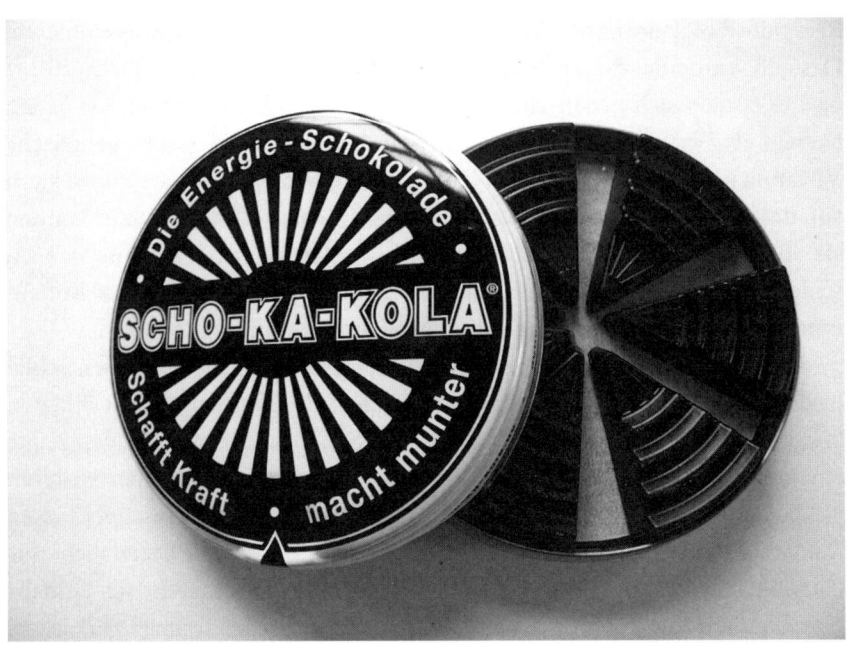

Abb. 26: SCHO-KA-KOLA-Büchse und Inhalt. Im Zweiten Weltkrieg wurde die Schokolade umgangssprachlich als „Fliegerschokolade" bezeichnet, da sie Bestandteil der
Luftwaffenverpflegung war, aber auch der Verpflegung anderer Waffengattungen,
z. B. von U-Boot-Besatzungen oder Heer. In diesem Zusammenhang spielt sie eine
tragende Rolle in dem Film *Rosen für den Staatsanwalt* von 1959.

Manager und Wissenschaftler erwarten die permanente Chance auf geistige
Spitzenleistungen. Viele übersehen dabei, dass es nur wenige potente Neuro-
Enhancer gibt und dass diese nur unter bestimmten Bedingungen wirken, so
dass der Wunsch nach mehr Intelligenz oder weniger Anstrengung beim
Lernen oft ein Traum bleibt. Es gibt einige Studien, die belegen, dass eine
Steigerung der Aufmerksamkeit oder eine Verbesserung des Kurzzeitgedächt-
nisses zu Lasten anderer kognitiver oder intellektueller Leistungen geht.

Besonders beliebt in diesem Zusammenhang ist der Kaffee. Das Koffein
im Kaffee wirkt als Neuro-Enhancer. Das ist nicht neu, erinnert sei an die
sogenannte Fliegerschokolade Scho-Ka-Kola, die 1935 in Berlin von der Firma
Hildebrand Kakao- und Schokoladenfabrik GmbH erfunden und im darauf
folgenden Jahr anlässlich der Olympischen Sommerspiele 1936 als „Sport-
schokolade" eingeführt wurde. Es ist eine stark koffeinhaltige Zartbitterscho-
kolade. Sie hat einen Koffeingehalt von etwa 0,2 %, der sich aus dem Kakao-
gehalt von 58 % und der Beimischung von 2,6 % geröstetem Kaffee sowie

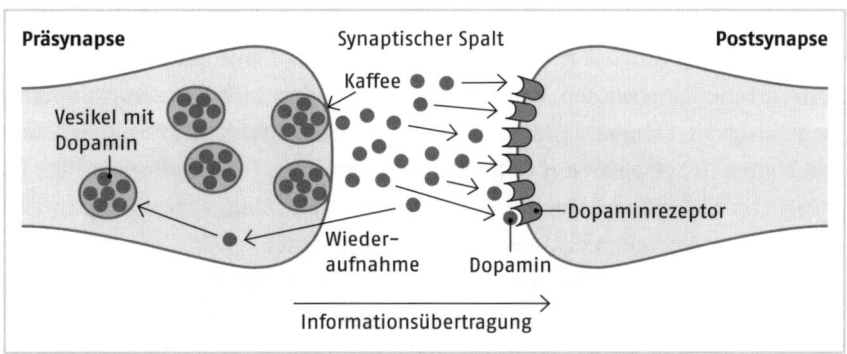

Abb. 27: Schematische Darstellung der Signalübermittlung zwischen Nervenzellen. Dopamin ist ein Botenstoff (Neurotransmitter). Wenn dieser wichtige Botenstoff in der Substantia nigra im Mittelhirn nicht mehr ausreichend gebildet wird, können von dort die wichtigen Nachrichten nicht mehr an höhere Zentren in den Basalganglien weitergegeben werden. Kaffeekonsum bewirkt, dass mehr Dopamin freigesetzt wird. Dies führt kurzzeitig zu einer Leistungssteigerung.

1,6 % Kolanuss-Pulver ergibt. Verkauft wird die Schokolade auch heute noch vorportioniert in dreieckigen Stücken in einer rot-weißen runden Blechdose.

Mehrere Mechanismen können für die Steigerung der geistigen Leistungsfähigkeit durch das Koffein verantwortlich gemacht werden. Es ist nachgewiesen, dass Koffein die Reizverarbeitung beschleunigt und kortikale Kontrollmechanismen im Gehirn verstärkt. Das Adenosin und seine Rezeptoren, vor allem der A_{2B}-Rezeptor, scheinen auch hier eine wichtige Rolle zu spielen. Koffein ersetzt im Zentralnervensystem den Botenstoff Adenosin – ein Stoff, der dem Körper bei hoher Belastung den Befehl zum Ausruhen gibt. Wird Adenosin durch Koffein ersetzt, kann die Leistungsfähigkeit länger aufrechterhalten werden. Für diesen Prozess ist ein weiterer Neurotransmitter sehr wichtig, das Dopamin. Im Gehirn wirkt Adenosin hemmend auf die Ausschüttung von Dopamin. Indem also Koffein, bei regelmäßigem Konsum, die hemmende Wirkung des Adenosins auf die Dopaminausschüttung aufhebt, bewirkt es eine Erhöhung der Dopaminfreisetzung. Dopamin ist vor allem für den Informationsaustausch zwischen einzelnen Nervenzellen zuständig. Allerdings ist die Wirkung zeitlich begrenzt. Sinkt die Konzentration des Koffeins, ist die Konzentrationsfähigkeit schlechter als zuvor.

Auch die durch Koffein hervorgerufene stärkere Durchblutung des Gehirns und damit die Verfügbarkeit von mehr Glucose könnten zur Steigerung der geistigen Leistungsfähigkeit beitragen. Unser Gehirn verbraucht etwa 20 % der gesamten Energie, die aus der aufgenommenen Nahrung verstoffwechselt wird, und verbrennt pro Tag 20 g Glucose. Anders als die Muskulatur kann das Gehirn die Glucose nicht speichern, ist also auf eine stabile Blutzuckerkonzentration angewiesen. Fällt diese ab, vermindern sich Konzentration und Denkfähigkeit. Schüler, Studenten, Azubis, Berufstätige und Pensionäre, also alle, sollten dem Gehirn ein Frühstück in Form einer Tasse Kaffee gönnen. Es bringt das Gehirn auf Hochtouren, danach ist es fähig, sich mit optimaler Konzentration seinen geistigen Aufgaben zu widmen.

Allerdings sollte man nicht zu viel des Guten tun, d. h., zu viel Kaffee trinken, denn dann kann es zu negativen Effekten wie Zittern und Nervosität kommen, die die geistige Leistungsfähigkeit mindern. Wie viel Kaffe allerdings nötig ist, wird in den einzelnen Studien unterschiedlich diskutiert. Grund dafür sind sicher die verschiedenen Voraussetzungen der Studienteilnehmer (Kaffeetrinker vs. Nichtkaffeetrinker, Alter der Testpersonen) und die Versuchsbedingungen (Koffeindosis, Zeitpunkt der Messung) unter denen die Tests durchgeführt wurden.

Kaffee und M. Alzheimer

Die Alzheimer-Krankheit (Morbus Alzheimer) ist eine neurodegenerative Erkrankung, die in ihrer häufigsten Form bei Personen über dem 65. Lebensjahr auftritt und für ungefähr 60 % der weltweit etwa 24 Millionen Demenzerkrankungen verantwortlich ist. Charakteristisch ist eine zunehmende Verschlechterung der kognitiven Leistungsfähigkeit, die in der Regel mit einer Abnahme der Tagesaktivität, mit Verhaltensauffälligkeiten und neuropsychologischen Symptomen einhergeht. Bereits viele Jahre bevor erste klinische Symptome sichtbar werden bilden sich im Gehirn sogenannte Plaques, die aus fehlerhaft gefalteten beta-Amyloid-(Aβ-)Peptiden (Eiweißmoleküle) bestehen. Zusammen mit den Plaques sind Neurofibrillen, die sich in Form von Knäueln in den Neuronen ablagern, kennzeichnend für die Erkrankung.

„Koffein reduziert die für Alzheimer typischen Eiweißablagerungen im Gehirn. Die Substanz kann dadurch sogar Gedächtnisverluste rückgängig machen." Diese Schlagzeile in *FOCUS Online* vom 8.7.2009 ließ viele ältere Menschen hoffen. In der Tat gibt es Untersuchungen, die einen Zusammenhang zwischen Koffein und der Alzheimer-Krankheit zeigen. Eine portugiesische Studie hatte vor einigen Jahren entdeckt, dass Menschen mit Alzheimer jahrzehntelang weniger Koffein konsumiert hatten als solche, die die Krankheit nicht hatten.

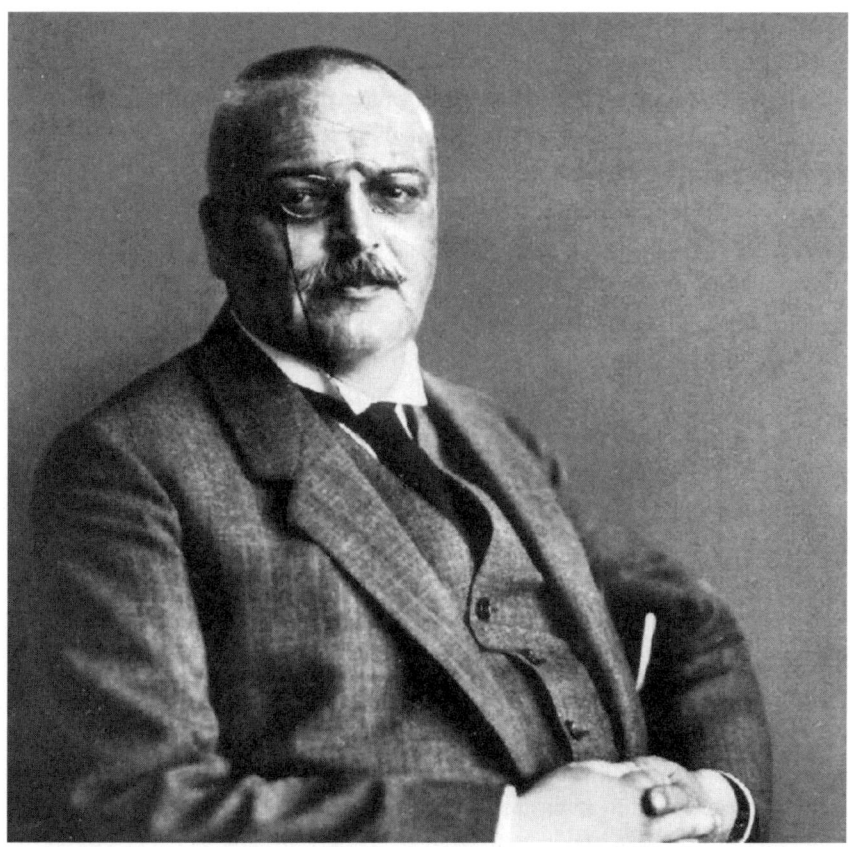

Abb. 28: Alois Alzheimer (* 14. Juni 1864 in Marktbreit, Unterfranken; † 19. Dezember 1915 in Breslau): Im Jahr 1901 beschrieb der deutsche Psychiater und Neuropathologe den ersten Fall der Krankheit, welche später als Alzheimer-Krankheit bekannt wurde. Die Patientin war eine 50 Jahre alte Frau namens Auguste Deter.

Eine weitere Studie zeigte, dass lebenslanger Kaffeekonsum den altersbedingten Abbau des kognitiven Leistungsvermögens signifikant verringern kann und dass es einen positiven Zusammenhang zwischen der Einnahme von Koffein und allgemeinen kognitiven Fähigkeiten sowie der Gedächtnisleistung gibt.

Allerdings wurden diese Untersuchungen an speziellen Labormäusen durchgeführt. Die Labortiere (Alzheimer-Mäuse) waren gentechnisch so verändert, dass sie im Alter von 18 bis 19 Monaten Alzheimer-Symptome aufwiesen. Das entspricht einem menschlichen Alter von etwa 70 Jahren. Eine Gruppe der Alzheimer-Mäuse bekam reines Wasser, die andere mit Koffein versetztes Wasser. Die Dosis entsprach – umgerechnet auf den Menschen –

fünf Tassen Kaffee am Tag – eine für Menschen relativ unproblematische Menge. In Tests wurden die Gedächtnisleistungen der beiden Alzheimer-Mäuse-Gruppen mit denen einer nicht gentechnisch veränderten Kontrollgruppe verglichen. Die Demenzeffekte bei den mit Koffein behandelten Mäusen verschwanden nach und nach vollständig. Sie schnitten in allen Tests ähnlich gut ab wie gleichaltrige Artgenossen ohne genetische Manipulation, während ihre Artgenossen ohne Koffeinbehandlung immer schlechtere Ergebnisse in den Verhaltenstests zeigten. Die Forscher testeten auch, ob Koffein generell die Gedächtnisleistung von Mäusen aufrechterhält. Gesunde Nager, die während ihres ganzen Lebens Koffein erhalten hatten, zeigten jedoch im Alter kein besseres Gedächtnis als Mäuse, die kein Koffein bekamen. Vermutlich verringerte Koffein die Konzentration des Proteins β-Amyloid, das bei Alzheimer-Patienten falsch gefaltet ist und sich zu den typischen Eiweiß-Plaques im Gehirn zusammenballt, so das Resümee aus den tierexperimentellen Untersuchungen.

Bisher ist es nach wie vor fraglich, ob die sehr erfolgversprechenden Ergebnisse aus Tierversuchen auf den Menschen übertragen werden können. Die wenigen Untersuchungen zur Wirkung von Koffein bei Menschen mit Morbus Alzheimer sind sehr heterogen und müssen als vage Hinweise auf einen heilsamen Effekt von Koffein gegen Alzheimer interpretiert werden. Eine Verbindung zwischen Morbus Alzheimer und Koffein wird zwar seit Langem vermutet – einen echten kausalen Zusammenhang konnte bislang aber noch niemand nachweisen. Die oben zitierte Schlagzeile aus *FOCUS Online* ist leider Zukunftsmusik und wird es auch noch einige Jahre bleiben.

Kaffee und M. Parkinson

Morbus Parkinson ist die häufigste neurologische Erkrankung älterer Menschen. Bei ihr werden Nervenzellen in einer bestimmten Gehirnregion abgebaut, der Substantia nigra, die den Botenstoff Dopamin produzieren. Da im sensiblen Gleichgewicht der Neurotransmitter des Gehirns deshalb eine wichtige Komponente fehlt, ist die ausgewogene Steuerung der willkürlichen Bewegungsabläufe gestört. Die wichtigsten Krankheitszeichen sind eine Verlangsamung aller Bewegungen, erhöhte Muskelspannung und -versteifung sowie ein feines Zittern in Ruhe, insbesondere der Hände und Füße, das bei Bewegung sofort verschwindet. Die Krankheit ist nach dem englischen Arzt und Apotheker James Parkinson (*11. April 1755 in Hoxton (London);

† 21. Dezember 1824 in London) benannt. In seiner bekanntesten medizinischen Veröffentlichung *An Essay on the Shaking Palsy* (Eine Abhandlung über die Schüttellähmung) von 1817, beschrieb Parkinson erstmals die Symptome der später nach ihm benannten neurologischen Erkrankung. Parkinson selbst bezeichnete sie wegen des bei vielen Patienten auffälligen Ruhetremors als „Schüttellähmung" (Paralysis agitans). Der Ausdruck „Parkinson-Krankheit" (auch „Parkinson-Syndrom" oder „Morbus Parkinson") wurde vermutlich zum ersten Mal im Jahr 1884 von dem französischen Psychiater Jean-Martin Charcot (* 29. November 1825 in Paris; † 16. August 1893 in Morvan) benutzt. Eine Therapie ist bisher ausschließlich symptomatisch möglich. Die wichtigsten Antiparkinsonmittel versuchen, den Dopaminmangel im Gehirn auszugleichen. Schon in den 70er-Jahren wurde untersucht, ob Koffein die Wirkung von L-Dopa, eines der wichtigsten Antiparkinsonmittel, verstärken kann. In einer sehr hohen Dosierung von etwa 1100 mg/Tag (entsprechend etwa 8 Bechern Kaffee pro Tag) kam es in einer klinischen Studie jedoch zu einer Verschlimmerung der gestörten Bewegungsabläufe. Danach geriet der Therapieansatz in Vergessenheit. Das Interesse ist in den letzten Jahren wieder erwacht, weil derzeit mehrere selektive Adenosin-A_{2A}-Rezeptor-Antagonisten (Istradefyllin, Preladenant und Tozadenant) als Parkinson-Medikamente in der klinischen Entwicklung sind.

Auch die Hinweise auf positive Auswirkungen von Koffein bei Patienten mit Parkinson mehren sich und die Patienten müssen offenbar nicht befürchten, dass der Genuss von Kaffee den Tremor verstärkt. Im Gegenteil, die motorischen Manifestationen der Erkrankung werden durch Kaffee teilweise gebessert, wie eine randomisierte Studie jetzt belegte. Männer und Frauen, die bis zu drei Tassen Kaffee am Tag tranken, hatten ein vermindertes Risiko, an der Parkinson-Krankheit zu erkranken als Nicht-Kaffeetrinker. Kaffee senkt demnach das Risiko, die Krankheit zu bekommen. Koffeinfreier Kaffee dagegen hatte diese schützende Wirkung nicht und schwarzer Tee zeigte einen deutlich schwächeren Effekt. Diese Erkenntnis wurde weiter verfolgt in einer randomisierten und placebokontrollierten Doppelblindstudie mit 61 Patienten. Auch diese Studie bestätigte eine signifikante Wirkung. Die Behandlung bestand aus zweimal täglich 100 mg (Woche 1 bis 3) bzw. zweimal täglich 200 mg (Woche 4 bis 6) Koffein in Kapseln. Das primäre Studienziel – die Minderung der exzessiven Tagesschläfrigkeit, an der alle Patienten litten – wurde allerdings verfehlt. Erfolgreicher war die Behandlung der motorischen Symptome. Koffein besserte vor allem die Verlangsamung aller Bewegungen und verminderte die Muskelspannung und -versteifung, während ein Einfluss auf das Zittern oder auf die Störung eines Bewegungsablaufs ausblieb. Kognitive Funktionen, Stimmung, Verhalten und Aktivitäten des täglichen Lebens blieben unverändert. Nebenwirkungen, insbesondere Reizbarkeit, wurden unter Koffein nicht häufiger festgestellt als in der Kontrollgruppe.

Die Erkenntnis, dass Koffein bei Parkinson schützt, ist unter anderem Mäusen zu verdanken. Bei Mäusen, die täglich Koffein in einer Menge erhielten, die zwei bis drei Tassen Kaffee beim Menschen entspricht, war die Ausschüttung des Botenstoffs Dopamin aus den Nervenzellen erhöht. Als Wirkmechanismus des Koffeins wird deshalb eine Verstärkung der dopaminergen Signalübertragung vermutet. Adenosinrezeptoren beeinflussen die Affinität und die Signaltransduktionen anderer Rezeptoren. Als funktionell besonders bedeutsam hat sich die Interaktion zwischen Adenosin- und Dopamin-Rezeptor-Subtypen erwiesen. Der Adenosinrezeptor A_{2A}, an den Koffein als nicht selektiver Antagonist bindet, ist im Striatum im Verbund mit einem Dopamin-D_2-Rezeptor lokalisiert. Durch Hemmung des A_{2A}-Rezeptors wird die Aktivität des Dopaminrezeptors erhöht. Deshalb besteht großes Interesse an der Entwicklung selektiver A_{2A}-Antagonisten zur Behandlung der motorischen Parkinson-Manifestationen. In ersten Studien wurde mit diesen Antagonisten eine ähnliche moderate Besserung erreicht wie mit Koffein. Damit wäre Koffein eine mögliche Alternative zu den synthetischen Substanzen. Allerdings muss geprüft werden, ob die beobachtete Wirkung auch langfristig erhalten bleibt, so dass noch keine Empfehlung für Koffein zur Parkinsontherapie gegeben werden kann. Die Ergebnisse sollten aber berücksichtigt werden, wenn mit Parkinson-Patienten über den Kaffeekonsum im Rahmen der Ernährung gesprochen wird.

Kaffee und psychische Erkrankungen

Angst gehört zum Leben. Sie ist Ausdruck menschlicher Entwicklung und tritt regelmäßig auf. Angst stimuliert das Nervensystem, um es zur vermehrten Wachsamkeit, Konzentration und Handlungsbereitschaft zu veranlassen. Erst wenn die Angst in eine „Überreaktion" ausartet, wird sie für das Nervensystem zum Stress. Krankhafte Angst bezieht sich immer auf Situationen, die in Wirklichkeit überhaupt nicht gefährlich sind. Diese Angst ist somit eine normale Reaktion des Organismus, aber leider zur falschen Zeit bzw. am falschen Ort. Zu den Angststörungen gehören auch substanzinduzierte Angststörungen. Schon seit Längerem ist bekannt, dass die Einnahme einer größeren Menge Koffein (300 mg oder mehr) Angstzustände oder Panikattacken auslösen kann. Diese Koffeinmenge ist allerdings um ein Vielfaches größer als die in einer normalen Tasse Kaffee (ca. 50 mg). Verantwortlich für die Erzeugung von Angstzuständen durch Koffein ist eine kleine Variante im Erbgut. Wer einmal mit Angst auf Koffein reagierte, muss dies aber nicht sein Leben lang tun, denn bei Menschen, die regelmäßig eine mittlere oder hohe Dosis Koffein zu sich nehmen, ist der Geneffekt schwächer. Seine Wirkung kann durch regelmäßigen Kaffeegenuss abgemildert werden. Wahrscheinlich kann sich die anlagebedingte Unverträglichkeit bei schrittweiser Steigerung der Dosis und regelmäßigem Konsum zurückbilden. Damit ist die alte These, dass Patienten mit Angstzuständen den Genuss von Kaffee insbesondere während der Angstzustände vermeiden sollen, wahrscheinlich hinfällig.

Angst und Depression treten sehr häufig gemeinsam auf. Viele Menschen, die an einer Depression erkrankt sind, leiden auch unter einer Angst. Dabei kann zuerst die Angst spürbar werden und sich darauf eine Depression aufbauen. Die umgekehrte Reihenfolge ist genauso möglich. Neue Untersuchungen zeigen nun, dass regelmäßiger Kaffeekonsum und damit eine regelmäßige Aufnahme von Koffein das Risiko, an einer Depression zu erkranken, deutlich senken kann. Das ist das Ergebnis einer amerikanischen Langzeitstudie, in der die Daten von mehr als 50 000 Frauen im Durchschnittsalter von 63 Jahren ausgewertet wurden. Zu Studienbeginn wiesen diese Frauen keine Anzeichen einer Depression auf. Erhoben wurden Daten zum Konsum von Kaffee und anderen koffeinhaltigen und koffeinfreien Getränken sowie das Auftreten von depressiven Störungen. Frauen, die täglich zwei bis drei Tassen Kaffee tranken, hatten ein um 15 % verringertes Risiko, an Depressionen zu erkranken. Tranken sie sogar mehr als drei Tassen täglich, war das Risiko um 20 % vermindert.

Auch wenn die Ergebnisse darauf hinweisen – noch ist nicht eindeutig bewiesen, dass Kaffee vor Depressionen schützt. Weitere Studien müssen nun klären, ob der aromatische Bohnenextrakt tatsächlich zur Behandlung oder zur Vorbeugung von Depressionen geeignet ist. Es ist also gegenwärtig noch nicht ratsam, bei ersten Anzeichen einer depressiven Phase den Kaffeekonsum zu steigern.

Kaffee und Schmerz

Brummt bei Ihnen auch manchmal der Kopf? Dann geht es Ihnen wie ca. 60 % der Deutschen, die zeitweise unter Kopfschmerzen leiden. Jeder vierte Deutsche hat sogar regelmäßig Kopfschmerzen und fast jeder Zehnte leidet unter Migräne. Interessant ist, dass es bei Kopfschmerzen deutliche geschlechtsspezifische Unterschiede gibt. Ungefähr 70 % der Frauen klagen über Kopfschmerzen, aber nur etwa 50 % der Männer leiden unter diesen Schmerzen. Vermutlich spielen hier die weiblichen Hormone eine Rolle. Irgendwie müssen Kaffee und Kopfschmerz aber auch zusammenhängen. Eine Studie aus dem tendenziell kaffeesüchtigen Skandinavien fand, dass sogenannte „Heavy Drinkers" zwar öfter mal Kopfschmerzen, aber viel seltener Dauerbeschwerden haben.

Es gibt viele Arten von Kopfschmerz. Nach Empfehlungen der International Headache Society werden sie entweder den primären oder den sekundären Kopfschmerzen zugeordnet. Bei den primären Kopfschmerzen, wie Spannungskopfschmerz oder Migräne, ist der Schmerz selbst die Erkrankung. Bisherige Forschungen haben die eigentlichen Ursachen bzw. Auslöser noch nicht eindeutig klären können. Es scheinen mehrere Ursachen eine Rolle zu spielen. Bei der Migräne werden Überaktivität einzelner Nervenzellverbände, Fehlfunktion der Blutgefäße (vaskuläre Hypothese), Veränderung der elektrischen Aktivität der Gehirnzellen durch biochemische oder mechanische Reize (neurogene Hypothese) diskutiert. Auch eine genetische Veranlagung scheint eine Rolle zu spielen. Die einzelne Kopfschmerzattacke hat eine Dauer zwischen 30 Minuten und 7 Tagen. Seltener sind sekundäre Kopfschmerzen, die durch eine andere Erkrankung bedingt sind, z. B. durch eine Grippe, Bluthochdruck, Entzündungen oder eine Kopfverletzung. Sie müssen gut beobachtet und ihre Ursachen gegebenenfalls schnell beseitigt werden.

Die meisten Menschen leiden an einem leichten bis mittelstarken Spannungskopfschmerz. Charakteristisch ist ein schwer zu lokalisierender, dumpfer, drückender oder ziehender Schmerz im ganzen Kopf. Die Betroffenen haben das Gefühl, als laste ein schweres Gewicht auf ihrem Kopf oder als sei der Schädel eingezwängt. Typisch ist auch, dass sich der Schmerz bei körperlicher Arbeit nicht verschlimmert, oftmals tut Bewegung sogar gut. Nach den Leitlinien der Deutschen Gesellschaft für Neurologie wurde die Wirksamkeit folgender Schmerzmittel zur Therapie des episodischen Spannungskopfschmerzes in Studien nachgewiesen: Acetylsalicylsäure (ASS), Paracetamol, Ibuprofen, Naproxen, Metamizol sowie die fixe Wirkstoffkombination aus ASS, Paracetamol und Koffein.

Auch die zweite wichtige Form des primären Kopfschmerzes, die Migräne, ist in Deutschland weit verbreitet. Aufgrund ihrer Häufigkeit hat sie eine nicht zu unterschätzende volkswirtschaftliche Bedeutung. Jährlich werden in Deutschland etwa 500 Millionen Euro von Patienten und Krankenversicherungen für die ärztliche und medikamentöse Behandlung der Migräne ausgegeben. Die indirekten Kosten, die durch Arbeitsausfall zusätzlich entstehen, werden noch sehr viel höher geschätzt.

Typisch für die Migräne ist der periodisch wiederkehrende, anfallartige und pulsierende Kopfschmerz. Im Gegensatz zum Spannungskopfschmerz tritt die Migräne fast immer nur in einer Kopfhälfte auf und verschlimmert sich bei körperlicher Anstrengung. Häufig klagen Migränepatienten zusätzlich über Übelkeit, Erbrechen, Licht-, Lärm- und Geruchsempfindlichkeit. In der Regel dauert ein Migräneanfall zwischen 4 und 72 Stunden, wobei sich die Attacke bei Vielen bereits Stunden oder Tage vorher ankündigt. Manche Betroffene berichten im Vorfeld der Migräne über Stimmungsschwankungen oder innere Unruhe, andere haben Heißhunger und übermäßigen Durst oder klagen über Konzentrationsschwäche, Schlaf- oder Verdauungsstörungen.

Als Ursache eines Migräneanfalls werden verschiedene sich ergänzende Hypothesen diskutiert. Die Neurotransmitter Serotonin und Glutamat, das Calcitonin Gene-Related Peptide und Stickstoffmonoxid spielen bei diesen Theorien eine wichtige Rolle. Die Schmerzmittel ASS, Ibuprofen, Naproxen, Diclofenac und Paracetamol sind bei einer leichten bis mittelschweren Migräne gut wirksam und gelten dafür als Mittel der ersten Wahl. Auch eine Kombination aus ASS, Paracetamol und Koffein, die wirksamer ist als die Einzelsubstanzen allein, wird in den neuen Leitlinien der Deutschen Migräne- und Kopfschmerzgesellschaft als Mittel der ersten Wahl empfohlen.

Für den Kopfschmerzpatienten sind zwei Fragen wichtig: „Wie gut ist die Wirksamkeit?" und „Wie gut ist die Verträglichkeit?" der zur Auswahl stehenden Schmerzmittel. Dem aufmerksamen Leser ist sicher aufgefallen, dass sowohl bei leichten bis mittelschweren Kopfschmerzen als auch bei leichter bis mittelschwerer Migräne eine Kombination mit Koffein empfohlen wird, und das, obwohl Kombinationspräparate von manchen Experten abgelehnt werden. Denn Tabletten, die mehrere Wirkstoffe in einer fixen Kombination enthalten, sind nur sinnvoll, wenn dadurch ein größerer Nutzen als bei den Einzelsubstanzen entsteht. Deshalb unterliegen Wirkstoffkombinationen bei der Zulassung strengen Regeln des Gesetzgebers. Folgende Vorgaben müssen erfüllt werden:

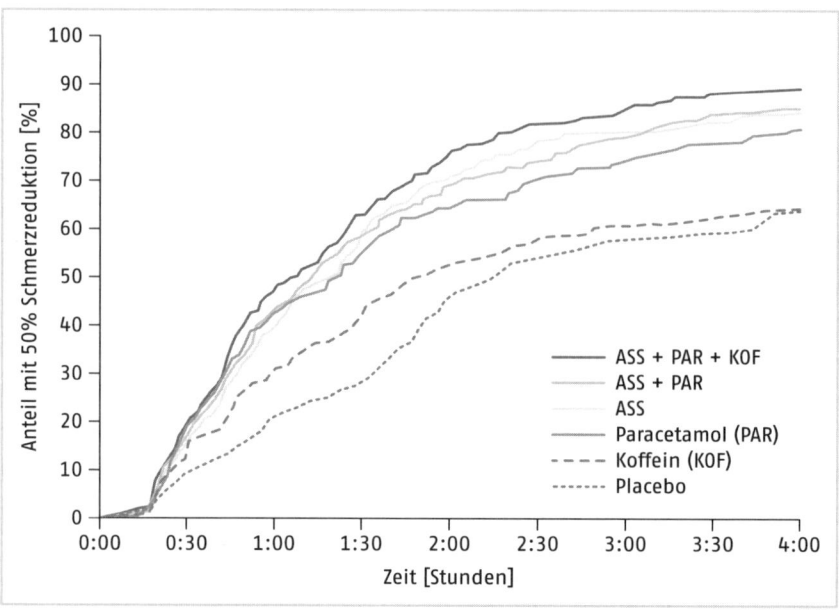

Abb. 29: Wirkung von Acetylsalicylsäure, Paracetamol und einer Kombination mit Koffein auf die Schmerzreduktion. In jeder Behandlungsgruppe wurde über 4 Stunden die Schmerzintensität beobachtet und der Zeitpunkt berechnet, zu dem eine 50-prozentige Schmerzreduktion eingetreten war. Die fixe Dreierkombination Acetylsalicylsäure (ASS) + Paracetamol (PAR) + Koffein (COF) war allen Vergleichsbehandlungen, d. h. sowohl dem Kombinationspräparat ohne Koffein als auch den Einzelpräparaten Acetylsalicylsäure, Paracetamol und Koffein sowie der Placebobehandlung signifikant überlegen.

- Jeder verwendete Wirkstoff muss seine eigene Wirkung nachweisen.
- Die Substanzen müssen gemeinsam besser wirken als jeder Einzelwirkstoff allein.
- Das Risiko von Nebenwirkungen sollte in der Kombination geringer sein als beim Einzelwirkstoff in höherer Dosierung.

Diese Anforderungen werden bei Kopfschmerzmitteln der Kombination aus ASS, Paracetamol und Koffein erfüllt. Wie groß die schmerzlindernde Wirkung und damit auch der therapeutische Nutzen der Kombination tatsächlich ist, konnte in drei großen klinischen Studien, in denen die Kombination gegen jedes einzelne Schmerzmittel untersucht wurde, gezeigt werden. Zwei Studien wurden in den USA durchgeführt. Da sich aber die Einnahmegewohnheiten und die Zusammensetzung der Kombinationen in den einzelnen Ländern unterscheiden, wurde zur Bestätigung der Ergebnisse eine weitere Studie in Deutschland durchgeführt.

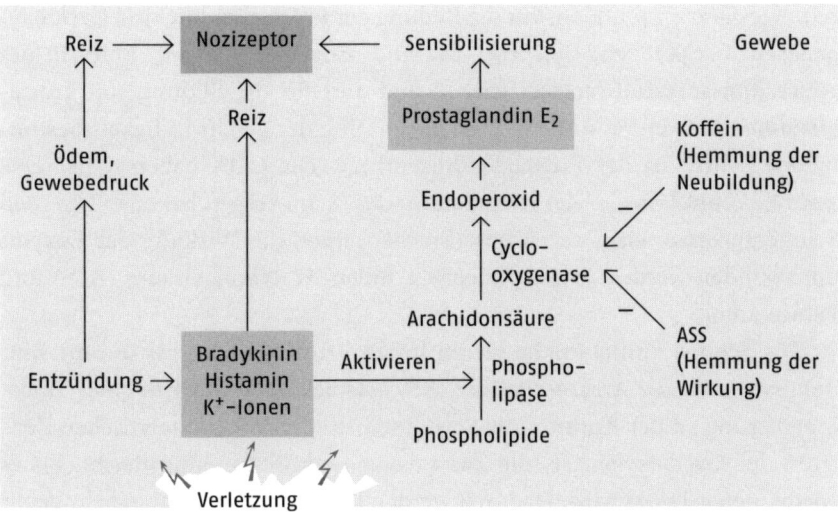

Abb. 30: Schmerzentstehung und die unterschiedliche Beeinflussung durch Acetylsalicylsäure und Koffein. Durch eine Verletzung eines Gewebes oder Entzündungen werden Substanzen wie Bradykinin und Histamin sowie Kaliumionen frei, die die Schmerzrezeptoren (Nozizeptoren) reizen. Außerdem stimulieren sie die Phospholipase, und diese führt über Arachidonsäure zur Bildung von Prostaglandin E$_2$, das die Ansprechbarkeit der Schmerzrezeptoren erhöht. ASS und Koffein hemmen durch unterschiedliche Mechanismen die Cyclooxygenasen.

In der sehr aufwendigen deutschen Studie wurden 1750 Kopfschmerzpatienten untersucht und die Daten hinsichtlich ihrer klinischen Relevanz bewertend analysiert. Wie sich zeigte, sorgt das Koffein als Wirkstoffbeschleuniger nicht nur dafür, dass die Schmerzmittel ASS und Paracetamol schneller wirken, sondern auch dafür, dass deren Wirkung um bis zu 70 % verstärkt wird. Die Verträglichkeit wurde von über 90 % der Patienten als sehr gut oder gut bewertet. Diese Studie wie auch die beiden amerikanischen Studien deuten auf eine Synergiewirkung von Koffein mit den Schmerzmitteln hin. Dass zwei verschiedene Schmerzmittel additiv wirken können, erscheint plausibel. Doch welchen Vorteil hat es, wenn als dritter Kombinationspartner noch Koffein hinzukommt? Die Erklärung findet sich in den physiologischen Prozessen der Schmerzentstehung.

Es gibt im Organismus eine Gruppe von Botenstoffen, die Prostaglandine, von denen einige (PGD$_2$, PGE$_2$, PGI$_2$) in der Peripherie die Ansprechbarkeit der Schmerzrezeptoren (Nozizeptoren) für andere Botenstoffe wie Histamin, Bradykinin oder Serotonin erhöhen und auf Rückenmarksebene die Weiterleitung erregender Impulse fördern. Dadurch wird die Wirkung der Schmerz-

reize verstärkt empfunden. Für die Bildung der Prostaglandine sind Cyclooxygenasen (COX) sehr wichtig. Es sind Enzyme, die im Bereich des
Arachidonsäurestoffwechsels wirken und dort für die Bildung von Prosta-
glandinen notwendig sind. Sie sind gleichzeitig der geschwindigkeitsbestim-
mende Schritt in der Prostaglandinsynthese. Die COX haben daher eine
zentrale Funktion in der Regulation des Schmerzgeschehens. Um den
Schmerzprozess wirksam zu unterbrechen, muss die Wirkung des Enzyms
unterbunden werden. Diese Aufgabe erfüllen Acetylsalicylsäure (ASS) und
Paracetamol.

Die Schmerzmittel konkurrieren im Zentrum des Enzyms um die Bin-
dungsstelle für die Arachidonsäure. ASS beispielsweise führt zu einer Trans-
acetylierung an der Aminosäure Serin in Position 530 im katalytischen Zentrum der Cyclooxygenase, die das Enzym funktionsunfähig macht, bis es
wieder neu gebildet wird. Dadurch werden keine Prostaglandine mehr gebildet, die Ansprechbarkeit der Schmerzrezeptoren nimmt ab und dadurch auch
das Schmerzempfinden. Koffein greift schon früher in das Schmerzgeschehen
ein. Es verhindert vorübergehend die Bildung der COX, so dass es nicht zu
einer erhöhten Ansprechbarkeit der Schmerzrezeptoren kommt und dadurch
die Schmerzbotenstoffe geringer wirken. Es handelt sich also um einen anderen Angriffsort in der Schmerzkaskade. Daraus erklärt sich der synergistische
Effekt in den Kombinationspräparaten mit Koffein.

Aber Koffein kann noch mehr. Es vermindert den Blutdruck und die
Fließgeschwindigkeit des Blutes in den Hirngefäßen. Das hat zur Folge, dass
die Kopfschmerzen abnehmen. Aber das ist noch nicht alles. Koffein hat noch
eine dritte Wirkung als Partner der Schmerzmittel. Durch den synergistischen
Effekt mit Koffein können bei der Kombination die Dosen der beiden
Schmerzmittel reduziert und damit die Nebenwirkungen vermindert werden.
Für diese Effekte reichen bereits 50 mg Koffein aus. Das entspricht dem Kof-
feingehalt einer halben Tasse Kaffee.

Unabhängig von den zellbiologisch-pharmakodynamischen Wirkmecha-
nismen gibt es Hinweise, dass Koffein die Resorptionsgeschwindigkeit von
Paracetamol und die Bioverfügbarkeit von ASS nach oraler Einnahme erhöht.
Das würde erklären, warum das Kombinationspräparat schneller wirkt als die
Einzelkomponenten.

Wie ist es aber nun mit dem Colagetränk? Hilft Coke (geschützte Waren-
zeichen für ein koffein- und kohlensäurehaltiges Erfrischungsgetränk und
seine koffeinfreien Varianten) auch gegen den Kopfschmerz? In der Tat wurde
Coca Cola von dem amerikanischen Drogisten und Apotheker John Stith

Pemberton (* 8. Juli 1831 in Knoxville, Georgia; † 16. August 1888 in Atlanta, Georgia) als Kopfschmerzmittel geschaffen. Er verwendete allerdings noch Blätter des Cocastrauchs und Kolanüsse zur Herstellung, was dem Getränk einen deutlichen Suchtmittelcharakter verlieh. Heute enthält Coca Cola diese bedenklichen Drogen nicht mehr. Demnach ist es eher unwahrscheinlich, dass das Produkt noch gegen Kopfschmerzen hilft, denn wenn die Wirkung bewiesen wäre, dann wäre es ein Arzneimittel und kein Softdrink. Mit einem Arzneimittel könnte z. B. die Coca Cola Company mehr Geld verdienen als mit dem Softdrink. Aber Vorsicht – Cola kann auch Kopfschmerzen auslösen! Das ist zumindest das Ergebnis einer israelischen Studie, an der 36 Kinder und Jugendliche teilnahmen. Sie tranken täglich mindestens 1,5 Liter Cola, das entspricht einem Koffeinkonsum von etwa 200 mg. Die Folge waren Kopfschmerzen, die an mindestens vier Tagen in der Woche auftraten. Durch eine langsame Verminderung der Koffeinaufnahme konnten die Versuchspersonen von ihren Beschwerden befreit werden. Ob Koffein gegen Kopfschmerzen hilft oder sie verursacht, könnte also eine Frage der Dosis sein. Genauere Untersuchungen hierzu liegen nicht vor.

Kaffee und Krankheitsbilder – schützt oder schädigt Kaffee?

Kaffee und Asthma

„Einfach nur einen schwarzen Kaffee (ohne Zucker und Milch) trinken. Hilft gegen Atemnot und sogar gegen asthmatische Atemnot. Habe ich selber ausprobiert, es ist wirklich unglaublich, nach ein paar Minuten fällt das Atmen erheblich leichter." Diese Aussage einer Betroffenen erstaunt und es stellt sich die Frage, ob diese Aussage einen realistischen Hintergrund hat oder auf Einbildung beruht.

Das Asthma bronchiale, oft auch vereinfachend nur Asthma genannt, ist eine chronische entzündliche Erkrankung mit dauerhaft bestehender Überempfindlichkeit der Atemwege. Eine Entzündung führt zu anfallsartiger

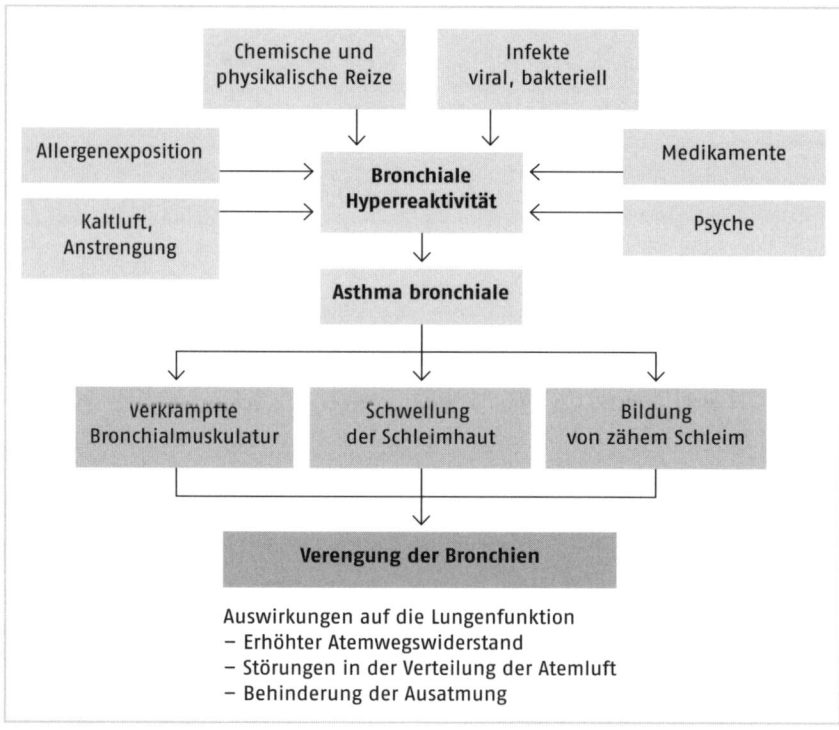

Abb. 31: Pathophysiologische Kaskade der Entstehung eines Asthma bronchiale und Auswirkungen auf die Lunge

Luftnot durch eine Verengung der Atemwege. Diese Atemwegsverengung (Bronchospasmus) wird durch eine Verkrampfung der Bronchialmuskulatur verursacht. Zusätzlich kommt es zur vermehrten Ablagerung von Schleim und zur Bildung von Ödemen der Bronchialschleimhaut. Vor allem die Ausatmung ist erschwert, oft von pfeifenden Atemgeräuschen oder auch von Hustenanfällen begleitet.

Asthma ist leider nicht heilbar. Es ist eine chronische Krankheit, die den Patienten ein Leben lang begleitet. Deshalb ist es so wichtig, dass man in den letzten Jahren sehr viel über diese Krankheit hinzugelernt hat, sei es über die pathophysiologischen Grundlagen oder die Verbreitung in der Bevölkerung. Auch bei der Entwicklung neuer Medikamente gibt es Fortschritte. Zur Behandlung des Asthmas stehen heute Medikamente zur Verfügung, die bei einem akuten Anfall helfen, wie die kurzwirksamen β_2-Sympathomimetika (Bronchodilatoren), die inhalativ angewendet werden können. Wesentlich ist auch die Behandlung der Entzündung durch eine Dauermedikation. Hier werden Glucocorticoide, Leukotrienantagonisten oder langwirksame β_2-Sympathomimetika angewendet.

Tab. 7: Asthmamedikamente für den akuten Anfall (Reliver) und zur Behandlung der Entzündungsprozesse (Controller)

Akutmedikamente Einsatz bei Beschwerden „Reliever"	Dauertherapie Schutztherapie „Controller"
Beta2-Sympathomimetika kurzwirkend **Ipratropiumbromid** **Theophyllin** schnellwirkende Zubereitung **Corticosteroide** hohe Dosis im Notfall	**DNCG, Nedocromil (Cromone)** **Inhalative Corticosteroide** **Leukotrienantagonisten** **Langwirkende Beta2-Sympathomimetika** **Theophyllin** (langwirkende Form) **Corticosteroide (Dauer)** niedrige Dosis in der Dauertherapie

Bereits seit 1912 wird zur oralen Anwendung Theophyllin in schnell wirkenden Zubereitungen oder in Retardtabletten oder -kapseln zur Dauerbehandlung und Vorbeugung gegen asthmatische Anfälle und andere Atemwegserkrankungen angewendet. Theophyllin ist nicht nur wie Koffein ein Purin und hat eine ähnliche Struktur, sondern die Entwicklung von Theophyllin zum Asthmatherapeutikum hat sehr viel mit dem Koffein zu tun.

Die wohltuende Wirkung von Kaffee auf die Symptome des Asthmas ist schon seit mehr als 100 Jahren bekannt. In Schottland wurden Asthmapatienten bereits seit 1859 ganz offiziell mit Kaffee behandelt, um ihnen das Atmen zu erleichtern. 1912 wiesen Jakob Pál (* 23. Januar 1863 in Budapest; † 1936) und Paul Trendelenburg (* 24. März 1884 in Bonn; † 4. November 1931 in Berlin) unabhängig voneinander nach, dass Xanthine wie Koffein und Theophyllin auf die glatte Muskulatur erschlaffend wirken. 1922 führte Samson Raphael Hirsch (* 20. Juni 1808 in Hamburg; † 31. Dezember 1888 in Frankfurt am Main) Methylxanthine wie Theophyllin in der Asthmatherapie ein. Als ein wichtiges Element seines Wirkmechanismus entdeckten 1957 Mitarbeiter der Firma Hoechst die antagonistische Wirkung an Adenosinrezeptoren.

> *Count on caffeine in a pinch. You're out in the wilderness and suddenly realize that you left your inhaler at home. What do you do if you feel an attack coming on? Head for the coffee pot. „A couple of cups of strong coffee will have a beneficial effect on asthma," says allergist Allan Becker, M.D., assistant professor of medicine at the University of Manitoba, who tested the effects of caffeine on asthma.*[1]

Was hier das *Doctor's Book of Home Remedies* empfiehlt, ist also keine allzu neue Erkenntnis. Auch der schwer asthmakranke französische Schriftsteller Marcel Proust (* 10. Juli 1871 in Auteuil; † 18. November 1922 in Paris) soll bereits diese Wirkung gekannt haben, denn er hat bis zu 20 Tassen Kaffee täglich getrunken, um sich von der quälenden Atemnot zu befreien.

Nach und nach macht man sich nun daran, die Wirkung des Koffeins beim Asthma genauer zu erforschen. Koffein gehört zur gleichen chemischen Klasse der Methylxanthine wie das Asthmamittel Theophyllin (1,3-Dimethylxanthin), von dem es sich chemisch nur geringfügig unterscheidet. Koffein führt zu einer milden Entkrampfung, Entspannung und Erweiterung der Atemwege. Natürlich kann Koffein nicht mit einem entzündungshemmenden Medi-

---

1 *Zählen Sie auf Koffein in der Not. Sie sind in der Wüste und plötzlich stellen Sie fest, dass Sie ihr Asthmaspray zu Hause gelassen haben. Was tun Sie, wenn ein Anfall kommt? Ein Königreich für eine Tasse Kaffee. „Ein paar Tassen starken Kaffees werden eine positive Wirkung auf Asthma haben", sagt der Allergologe Dr. med. Allan Becker, Assistenzprofessor für Medizin an der University of Manitoba, der die Wirkungen von Koffein bei Asthma untersucht.*

kament verglichen werden und sollte dieses auch nicht ersetzen, aber es verbessert die Lungenfunktion für etwa zwei bis vier Stunden merklich. Inzwischen konnten moderne wissenschaftliche Studien diese Einschätzungen weitgehend bestätigen, so dass Koffein bzw. koffeinhaltigen Getränken heute durchaus eine Rolle beim Asthma-Management zugeschrieben werden kann.

Zusätzlich wird der Abtransport von Fremdstoffen und Schleim durch die Flimmerhärchen der Atemwege durch Koffein gesteigert, der Druck in den Lungengefäßen gesenkt und der Atemantrieb sowie die Kontraktionsfähigkeit der Atemmuskulatur erhöht. Entzündungshemmende Effekte von Koffein können bei Dauerbehandlung ebenso zu dessen Asthmawirksamkeit beitragen. Allerdings sollte jeder Asthmatiker auch wissen, dass eine Tasse Kaffee vor einer Lungenfunktionsprüfung bereits das Ergebnis verfälschen kann. Deshalb sollte der Kaffee erst nach der Untersuchung getrunken werden.

Auf molekularer Ebene werden verschiedene Mechanismen für die Wirkung von Koffein beim Asthma verantwortlich gemacht. Als nichtselektiver Hemmstoff der Phosphodiesterasen führt es zu einem Anstieg des in der Zelle vorliegenden cAMP. Zusätzlich wirkt Koffein antagonistisch an Adenosinrezeptoren. Auf diese Weise wird einerseits die Ausschüttung von Entzündungsmediatoren wie Histamin und Leukotrienen gehemmt und zusätzlich die Konzentration des zellulären cAMPs erhöht. Auf den cAMP-Anstieg können die Erschlaffung der glatten Muskulatur, aber möglicherweise auch sekundäre Effekte wie die Freisetzung von Immunmodulatoren oder die Hemmung von entzündungsfördernden Botenstoffen zurückgeführt werden.

Es wird außerdem vermutet, dass neben dem Koffein die Chlorogensäure im Kaffee eine positive Wirkung beim Asthma hat. Chlorogensäure ist ein Enzymhemmer. Dadurch könnte die bei Asthma erhöhte Aktivität des Immunsystems vermindert werden.

Die positive Wirkung von Kaffee auf die Symptome des Asthmas konnte auch in klinischen Studien belegt werden. Zwei groß angelegte Studien untersuchten den Zusammenhang zwischen dem Kaffeekonsum und der Häufigkeit des Auftretens von Asthma. Eine italienische Studie mit mehr als 72 000 Patienten zeigte, dass Kaffeegenuss die Asthma-Erkrankungshäufigkeit reduziert. Bei einem täglichen Kaffeekonsum von mehr als drei Tassen sank das Risiko um 28 %. In einer zweiten Studie (NHANES II) wurden mehr als 20 000 Amerikaner untersucht, und auch hier ergab sich eine signifikante Verminderung des akuten Asthma-Risikos um 29 % bei Kaffeetrinkern im Vergleich zu Nicht-Kaffeetrinkern. Diese relativ alten Ergebnisse aus den 90er-Jahren des 20. Jahrhunderts wurden durch eine im Jahre 2010 erschienene Über-

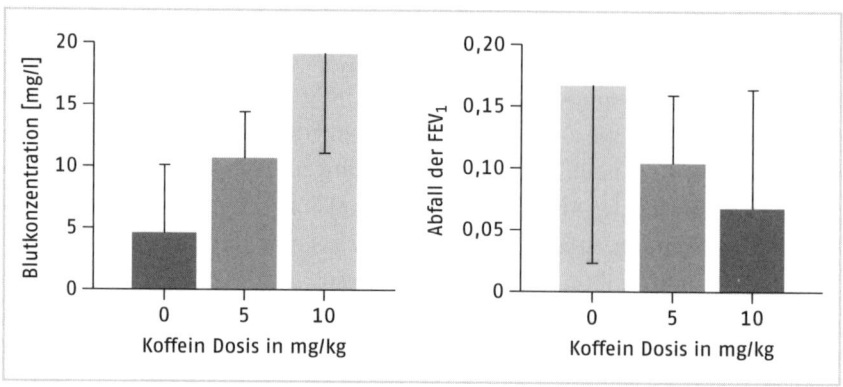

Abb. 32: Mittlere Blutkonzentration von Asthmapatienten 45 Minuten nach Einnahme einer Kapsel mit Koffein in unterschiedlichen Dosen (links) und Abfall der FEV1 (Forced Expiratory Volume in 1 Sekunde), als Parameter für die Lungenfunktion, 90 Minuten nach Einnahme von unterschiedlichen Dosen von Koffein (rechts). Mit zunehmender Konzentration im Blut verbessert sich die Lungenfunktion, dargestellt durch den verminderten Abfall der FEV1.

sichtsarbeit, in der sieben klinische Studien zusammengefasst wurden, bestätigt.

Aber nicht nur die Wirkung von Kaffee, sondern auch die Gabe von Koffein wurde untersucht. Hier ergaben sich sehr unterschiedliche Ergebnisse. Eine Studie mit sieben erwachsenen Asthmapatienten zeigte keine Unterschiede zwischen der Einnahme von Koffein (6 mg/kg Körpergewicht) und Placebo im Hinblick auf die Ansprechbarkeit auf einen spezifischen Stimulus. Im Gegensatz dazu war in einer doppelblinden randomisierten Untersuchung an neun Patienten mit allergischem Asthma ein dosisabhängiger stimulierender Effekt von Koffein auf das Ausatmungsvolumen, den Ausatmungsfluss und die spezifische Atemwegsleitfähigkeit nachweisbar. Auch beim anstrengungsinduzierten Asthma wurde die Wirkung von Koffein untersucht. Die zweimalige Gabe von 7 mg Koffein/kg Körpergewicht verhinderte den durch Anstrengung induzierten Bronchospasmus. Bei dieser Form des Asthmas scheint die Wirkung ebenfalls von der Dosis abhängig zu sein, denn 5 mg/kg reichen nicht aus, um den gewünschten Effekt zu induzieren.

Die kurzfristigen Wirkungen von Koffein bei Asthmapatienten sind gut belegt. Wie sieht es aber mit den Langzeitwirkungen und den Wechselwirkungen zwischen Kaffee und Asthmamedikamenten aus? Über die Langzeitwirkung des Kaffeegenusses bei Asthmatikern gibt es keine validen Studien. Allerdings könnte man in Analogie zum Theophyllin schließen, dass sich das regelmäßige Kaffeetrinken positiv auf die Entzündungsprozesse in den Atemwegen auswirken kann. Vorsicht ist jedoch geboten bei Patienten, die bereits Theophyllin als Dauertherapie einnehmen. Kaffee kann die Wirkung von Theophyllin verstärken, da Theophyllin und Koffein den gleichen Wirkmechanismus besitzen und über den gleichen Weg abgebaut werden. Da Theophyllin eine geringe therapeutische Breite hat, können Unruhe, Schlaflosigkeit oder Herzklopfen die Folge sein.

Kaffee und Herz-Kreislauf-System

Damit der Mensch überleben kann, muss jede Zelle im Organismus kontinuierlich mit Nährstoffen und Sauerstoff versorgt werden. Gleichzeitig müssen Kohlendioxid und andere von den Zellen produzierte Abfallstoffe gesammelt und aus dem Körper entfernt werden. Dazu dient das Herz-Kreislauf-System. Es ist das Transportsystem des Körpers mit einer Länge von etwa 100 000 km, das entspricht mehr als dem doppelten Umfang unserer Erde. Das gesamte Blut des Menschen durchfließt innerhalb von 60 Sekunden einmal den Organismus. Dazu dient das Blutgefäßsystem. Es besteht aus einem Netzwerk von Gefäßen, über die das Herz das Blut durch den Körper pumpt. Man unterscheidet zwei Bereiche, den großen Körperkreislauf und den kleinen Lungenkreislauf. Gefäße, die das Blut aus dem Körper zum Herzen transportieren, werden als Venen bezeichnet. Solche, die das Blut vom Herzen zu den Organen leiten, heißen Arterien. Das Blut kann dabei umso besser fließen, je weniger die Gefäße durch Ablagerungen an den Gefäßwänden (Atherosklerose) eingeengt werden und je elastischer sie sind. Das Herz ist der Motor des Kreislaufsystems. Es ist ein Hohlmuskel mit einem Gewicht von ca. 500 g bei einem erwachsenen Menschen. Die Herzfrequenz hängt von der Belastung, vom Alter und von der körperlichen Fitness ab; ein Neugeborenes hat in Ruhe eine Herzschlagfrequenz von ca. 120 Schlägen pro Minute, während ein 70-Jähriger um die 70 Schläge pro Minute aufweist. Bei einem gesunden erwachsenen Menschen beträgt die Herzschlagfrequenz in Ruhe 50–100 Schläge pro Minute.

Herz-Kreislauf-Erkrankungen sind fast für die Hälfte aller Todesfälle in Deutschland verantwortlich. Dabei tragen das Herz mit ca. 34 % und die Hirngefäßerkrankungen mit mehr als 10 % zur Statistik bei. Diese Zahlen unterstreichen die Notwendigkeit, dem Herz-Kreislauf-System als der zentralen Funktionseinheit des Körpers besondere Beachtung zukommen zu lassen.

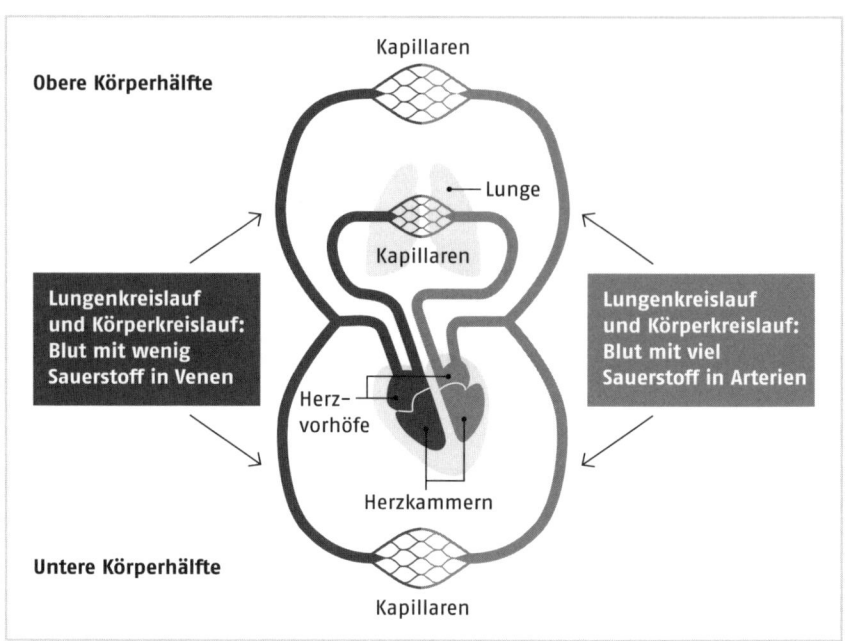

Abb. 33: Das Herz-Kreislauf-System. Durch rhythmisches Zusammenziehen (Systole) und Erschlaffen (Diastole) bewegt der etwa faustgroße Herzmuskel das Blut durch die Gefäße. Die linke Herzhälfte pumpt sauerstoffreiches Blut in die Hauptschlagader (Aorta) und über die Arterien zu den Organen und Geweben. Das sauerstoffarme Blut gelangt über die Venen zum Herzen zurück in die rechte Herzhälfte. Sie pumpt das Blut in den Lungenkreislauf zum Gasaustausch. Aus der Lunge erhält das Herz sauerstoffreiches Blut zurück.

Die meisten schweren Herz-Kreislauf-Erkrankungen wie Herzrhythmusstörungen, koronare Herzkrankheit (KHK) oder Herzinsuffizienz mit Folgen wie Herzinfarkt oder Schlaganfall werden durch eine Gefäßverkalkung verursacht. Deren Entstehen und Fortschreiten werden wiederum durch zahlreiche Faktoren gefördert, unter anderem durch

- Stoffwechselerkrankungen wie Störungen des Fettstoffwechsels (erhöhte Cholesterinwerte) und Störungen des Zuckerstoffwechsels (Diabetes mellitus),
- Bluthochdruck,
- Lebensgewohnheiten (z. B. Bewegungsmangel, Übergewicht, schlechte Ernährung),
- hoher Alkoholkonsum und Rauchen.

Ein sehr wesentlicher Parameter des Herz-Kreislauf-Systems ist der Blutdruck. Normal sind Blutdruckwerte unter 140/90 mmHg. Bei einem Bluthochdruck werden diese Messwerte wiederholt oder ständig überschritten. Erhöhter Blutdruck tritt hauptsächlich als primäre Hypertonie auf, das bedeutet, dass er nicht durch andere Krankheiten verursacht wird. Nur bei etwa 10–15 % der Betroffenen sind spezielle Erkrankungen, etwa der Nieren, Nebennieren oder der Schilddrüse, die Ursache (sekundäre Hypertonie). Mit der Behandlung dieser Krankheiten reguliert sich oft auch der erhöhte Blutdruck.

Das Tückische ist, dass Bluthochdruck anfangs keine Beschwerden macht. So bleibt er meistens unentdeckt. Die Folgen sind auf Dauer schwerwiegend. Ständig zu hoher Blutdruck belastet das Herz, die Gefäße werden geschädigt, was die Gefäßverkalkung beschleunigt und so die Durchblutung verschlechtert. Daher ist der erhöhte Blutdruck ein Risikofaktor des Schlaganfalls und neben dem Diabetes mellitus und den Fettstoffwechselstörungen eine maßgebliche Ursache von Herzerkrankungen wie Herzinfarkt und Herzschwäche. Das Risiko für Invalidität und Tod ist bei Bluthochdruck mit diesen Komplikationen deutlich erhöht. Um sekundäre Schäden zu vermeiden, ist es besonders wichtig, den Bluthochdruck rechtzeitig zu behandeln.

Tab. 8: Einteilung der arteriellen Hypertonie nach WHO-Kriterien, der auch die deutschen medizinischen Fachgesellschaften folgen. Die in dieser Klassifikation vorgestellten Schweregrade sind Richtwerte. Die Diagnose einer Hypertonie sollte immer das kardiovaskuläre Gesamtrisiko des Patienten berücksichtigen.

Einteilung	systolisch	diastolisch
Normalbereich		
Optimal	< 120	< 80
Normal	< 130	< 85
Hoch-normal	130–139	85–89
Hypertoniebereich		
Grad 1 (mild)	140–179	90–104
Grad 2 (mittelschwer)	180–209	105–114
Grad (schwer)	≥ 210	≥ 115

Über kein Thema wurde beim Kaffee so viel gestritten wie über den Zusammenhang mit Herz-Kreislauf-Erkrankungen. Mal soll er den Blutdruck erhöhen, mal senken. Mal das Herz schädigen, mal es schützen. Jahrelang wurde vor dem schädlichen Einfluss von Kaffee auf das Herz-Kreislauf-System gewarnt. Entgegen weit verbreiteten Vorurteilen hat der Genuss von Kaffee keinen negativen Einfluss auf Herz und Kreislauf – und erhöht somit auch nicht das Risiko, einen Herzinfarkt zu erleiden. Das Gleiche gilt übrigens auch für andere Erkrankungen am Herzen.

„Vom Kaffeetrinken bekommt man Bluthochdruck", auch dieser Mythos hielt sich lange Zeit. Das verwundert nicht, denn die Studien der letzten Jahrzehnte waren sehr unterschiedlich in ihren Aussagen. Es wurde sowohl über blutdrucksenkende als auch über blutdruckerhöhende Wirkungen von Kaffee berichtet. Erst neuere Studien erbrachten eine gewisse Klarheit. Wissenschaftler der Hopkins-Universität/USA veröffentlichten eine Studie, in der sie 1000 Männer über 30 Jahre hinweg beobachtet hatten. Diejenigen, die regelmäßig Kaffee tranken, litten genauso häufig unter chronisch hohem Blutdruck wie diejenigen, die nie Kaffee konsumierten. Kaffee kann zwar kurzfristig den Blutdruck erhöhen, wirkt sich aber auf Dauer genau umgekehrt aus. Kaffee bewirkt also dauerhaft keine Erhöhung des Blutdrucks, sondern es tritt sehr schnell eine Toleranz ein und der Blutdruck sinkt wieder auf den Ausgangswert. Man könnte also die Wirkung von Kaffee mit einem Fitnesstraining vergleichen. Selbst wenn der Blutdruck während des Trainings steigt, schützt regelmäßiger Gang ins Fitnessstudio vor Herz-Kreislauf-Schäden.

Auch Menschen, die unter hohem Blutdruck leiden, müssen nicht unbedingt auf Deutschlands beliebtestes Heißgetränk verzichten. Stress hat einen viel größeren Anteil am Bluthochdruck. Einige Studien gehen sogar so weit zu behaupten, dass die in der Kaffeebohne enthaltenen Polyphenole das Risiko von Bluthochdruck mindern können. Durch die gefäßerweiternde Wirkung des Koffeins kann vor allem bei jüngeren Menschen, bei denen noch kein Atheroskleroserisiko besteht, ein durchaus positiver Effekt festgestellt werden. Doch Vorsicht: Eine Zigarette zum Kaffee macht den Effekt zunichte, denn Zigarettenrauch beschleunigt den Abbau von Koffein durch Stimulation der Aktivität des abbauenden Enzyms CYP1A2 und stört dadurch den blutdrucksenkenden Effekt des Kaffees.

Menschen mit niedrigem Blutdruck sind oft müde und unkonzentriert, haben kalte Hände und kommen morgens nicht richtig in die Gänge. Mit einem starken Kaffee versuchen viele Betroffene, ihren Kreislauf in Schwung zu bringen. Doch den richtigen Kick bringt der vermeintliche Muntermacher nicht. Im Gegenteil, bei vielen Betroffenen verschlimmern sich die Beschwerden. Besser ist, auf eine ausreichende Versorgung mit Flüssigkeit, am besten in Form von Wasser oder ungesüßtem Tee, zu achten, da dies das Blutvolumen und dadurch den Blutdruck erhöht.

Wer über längere Zeit einen erhöhten Blutdruck hat, besitzt ein höheres Risiko für einen Herzinfarkt oder Schlaganfall als Menschen mit normalem Blutdruck. Da regelmäßiger Kaffeekonsum positiv auf den Blutdruck wirkt, ist die Frage berechtigt, ob Kaffee auch das Risiko, einen Herzinfarkt oder Schlaganfall zu erleiden, beeinflusst. Hierbei ist sich die Wissenschaft nicht einig. Die Studienlage ist sehr heterogen. Die Reduktion des Blutdrucks würde sich positiv auswirken; andererseits wurde gezeigt, dass es nicht gut ist, zu viel Kaffee zu trinken, denn Kaffee steigert den Gehalt von Cholesterin und Homocystein im Blut – zwei Substanzen, die das Herzinfarktrisiko erhöhen.

Homocystein ist ein Eiweißmolekül, das vermutlich die Innenwand der Blutgefäße schädigt und den Prozess der Verkalkung der Blutgefäße fördert. Bisher wurde vor allem vor ungefiltertem Kaffee gewarnt. An der Erhöhung des Cholesterins im Blut scheinen die im Kaffee enthaltenen Diterpene beteiligt zu sein. Sie sind Bestandteile des Kaffeeöls und kommen in besonders hohen Mengen in ungefiltertem Kaffee vor. Ein täglicher Konsum von einem Liter ungefilterten Kaffees soll die Homocysteinwerte um 10 % erhöhen und auch die Cholesterinwerte ansteigen lassen. Deshalb empfahlen Ernährungsmediziner bisher, bei erhöhtem Herzinfarktrisiko Filterkaffee zu trinken und auf den Genuss von ungefiltertem Kaffee zu verzichten. Wie sich allerdings kürzlich zeigte, muss hier wohl ein Umdenken erfolgen, denn auch Filterkaffee kann die Blutfettwerte und den Homocysteinspiegel negativ beeinflussen. Dafür spricht zumindest eine Studie, die an der Universität in Oslo durchgeführt wurde. Die Mediziner stellten fest, dass der Verzicht auf Filterkaffee die Cholesterin- und Homocysteinwerte senkt. Bei Versuchspersonen, die normalerweise durchschnittlich vier Tassen Filterkaffee am Tag tranken und die für die Studie dann sechs Wochen lang ganz und gar darauf verzichteten, sanken die Homocysteinwerte um 10 % und die Cholesterinwerte um 5 %. Der Einfluss auf den Homocysteinspiegel war ähnlich stark wie in der Studie mit ungefiltertem Kaffee. Es scheinen also Substanzen daran beteiligt zu sein, die durch das Filtern nicht entfernt werden. Auch wenn die Forscher noch über die schädlichen Substanzen im Kaffee rätseln – wer erhöhte Cholesterin- und Homocysteinwerte hat, sollte darüber nachdenken, seinen Kaffeekonsum einzuschränken.

Aufgrund dieser Ergebnisse muss Kaffee aber nicht für alle tabu sein. Denn es gibt auch positive Auswirkungen, so auf die Koronarverkalkung, einen

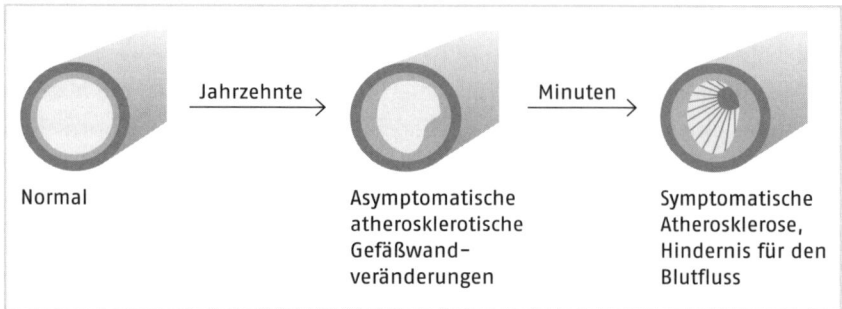

Abb. 34: Schematische Darstellung von Gefäßveränderungen bei Arteriosklerose (Atherosklerose). Lange bevor ein Herzinfarkt oder Schlaganfall durch Verschluss einer atheromatös veränderten Arterie auftritt, verändern sich die Gefäße. Zum Verschluss eines Gefäßes kommt es in Sekunden, wenn sich an der geschädigten Gefäßwand Thromben bilden. Es werden verschiedene Mediatoren aus Thrombozyten freigesetzt und die Gerinnungskaskade in Gang gesetzt.

wesentlichen Risikofaktor für die koronare Herzkrankheit. Die Koronarverkalkung wurde bei Frauen mit koronarer Herzkrankheit durch moderaten (drei bis vier Tassen) und starken (mehr als vier Tassen) Kaffegenuss um ca. 50 % gesenkt. Leider profitieren Männer nicht vom Kaffeetrinken; bei ihnen wurde kein Einfluss festgestellt. Auch hinsichtlich Thrombosen in den Venen konnte kein negativer Einfluss durch Kaffee ermittelt werden. Im Gegenteil, ein täglicher moderater Kaffeegenuss soll das Risiko venöser Thromboembolien signifikant senken. Es gibt allerdings auch Studien, die keinen substanziellen Zusammenhang belegen.

Damit das Herz seine Funktion als Pumpe optimal erfüllt, müssen sich die Herzmuskeln regelmäßig und koordiniert kontrahieren. Als Herzrhythmusstörung bezeichnet der Mediziner eine Unregelmäßigkeit des normalen Kontraktionszyklus. Das Herz schlägt zu langsam, zu schnell oder einfach nur unregelmäßig. Bei vielen Herzrhythmusstörungen wird die Pumpleistung des Herzens herabgesetzt. Dies kann zu einer Herzinsuffizienz führen oder eine bestehende Herzinsuffizienz weiter verschlechtern. Die Gründe dafür sind ebenso unterschiedlich wie die gesundheitlichen Auswirkungen. Neben dem wohlstandsbedingten Volksleiden der koronaren Herzkrankheit kann u. a. auch der Konsum von Genussmitteln zu einer Herzrhythmusstörung führen.

Viele Menschen glauben nun, dass Kaffee Herzrhythmusstörungen fördert. Patienten, die an Rhythmusstörungen des Herzens leiden, reduzieren deswegen ihren Kaffeekonsum. Die Wissenschaftler halten dagegen. Aufgrund der gegenwärtigen Studienlage gibt es keinen Grund, den Kaffeekonsum einzuschränken. Man begründet das mit einer Langzeitstudie, in der insgesamt 130 000 Menschen beider Geschlechter beobachtet wurden. Die Fragestellung lautete: Wie oft werden Patienten mit Herzrhythmusstörungen im Zusammenhang mit Kaffeekonsum in ein Krankenhaus eingeliefert? Die Ergebnisse zeigten, dass regelmäßiger Konsum von Kaffee (vier Tassen pro Tag) das Risiko von Herzrhythmusstörungen nicht erhöht, regelmäßige Kaffeetrinker litten sogar seltener an Herzrhythmusstörungen. Auch bei geringeren täglichen Mengen war noch ein positiver, allerdings schwächerer Effekt nachweisbar. Warum genau Kaffee vor Herzrhythmusstörungen schützt, konnten die Wissenschaftler nicht eindeutig belegen. Sie vermuten, dass auch hierbei die blockierende Wirkung von Koffein an Adenosinrezeptoren eine Rolle spielt.

Rauchen, ungesunde Ernährung, Bluthochdruck, Bewegungsmangel, Fettstoffwechselstörungen u. a. fördern Herz-Kreislauf-Erkrankungen und damit die Infarktgefahr. Ein ungesunder Lebensstil erhöht die Infarktgefahr enorm. Im Umkehrschluss bedeutet dies, dass wir durch gute Lebensgewohnheiten und Verhaltensweisen unser Herz schützen können. Jeder kann deshalb selbst einiges tun, um das Herzinfarktrisiko zu senken. Vergleicht man die Ergebnisse der verschiedenen Studien zum Einfluss von Kaffee auf das Risiko für Erkrankungen des Herz-Kreislauf-Systems, so ergibt sich bis heute ein uneinheitliches Bild. Eine Reihe von Untersuchungen zeigt, dass bestimmte Biomarker für die koronare Herzkrankheit ansteigen; andere Studien zeigen, dass das koronare Risiko durch den Kaffeekonsum nicht zunimmt. In einigen Untersuchungen nahm das Risiko sogar ab.

Eine der wichtigsten Botschaften aber lautet, dass Kaffeetrinken auf keinen Fall das Schlaganfallrisiko erhöht und ein regelmäßiger und moderater Konsum sogar das Risiko reduzieren kann. Die neueren Studien können die weit verbreitete Meinung, dass Kaffee das Risiko von Herz-Kreislauf-Erkrankungen erhöht, nicht bestätigen. Eine allgemeine Ablehnung des Kaffeegenusses bei Hochdruckpatienten ist nicht begründet, da auf die positiven Wirkungen des Koffeins durch verbesserte Durchblutung der Gehirn- und Herzkranzgefäße nicht verzichtet werden darf. Diese positive Einschätzung wird insbesondere durch eine Abnahme von Todesfällen mit kardiovaskulärer Ursache bei Kaffeetrinkern unterstützt. Ein Freischein für Herzkranke und Menschen mit hohem Blutdruck ist dies aber nicht.

Kaffee und Diabetes

Diabetes mellitus ist der Sammelbegriff für verschiedene Störungen des Stoffwechsels, deren Leitbefund eine Überzuckerung des Blutes (Hyperglykämie) ist. Mechanismen, die zur Hyperglykämie führen, beziehen sich überwiegend auf das Hormon Insulin, den Hauptregulator des Zuckerstoffwechsels im menschlichen Körper.

Der Diabetes mellitus untergliedert sich in mehrere Diabetesformen. Gemeinsam ist allen Formen beim Neuauftreten der zu hohe Blutzucker, die Überzuckerung oder Hyperglykämie. Die am häufigsten auftretenden Diabe-

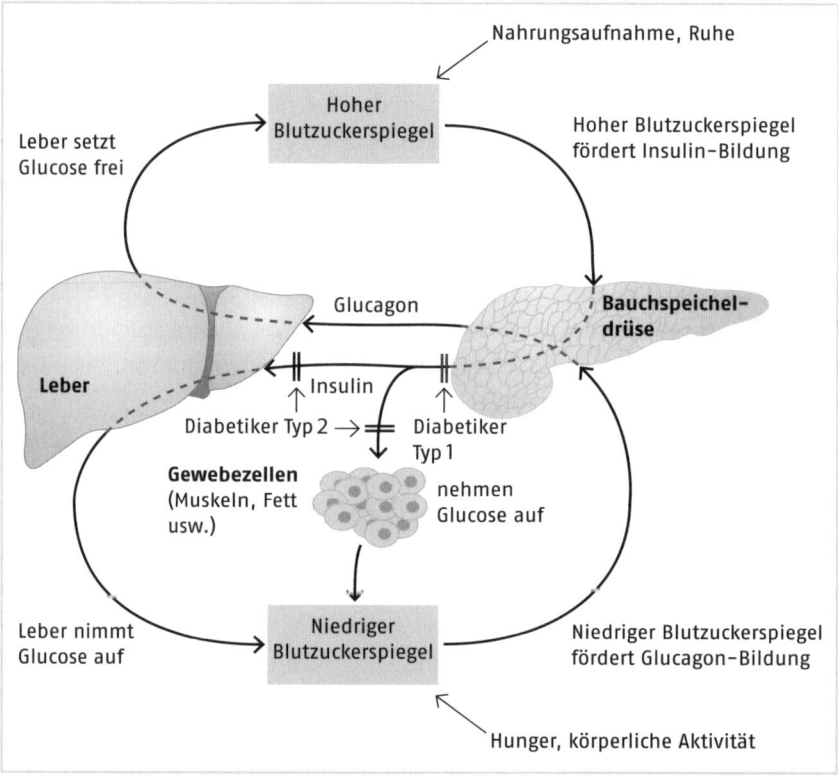

Abb. 35: Regulation des Zuckerhaushalts durch die Hormone Insulin und Glucagon. Insulin ist ein Sättigungsanzeiger, Glucagon ein Hungersignal. Insulin aus den ß-Zellen der Bauchspeicheldrüse senkt die Konzentration der Glucose im Blut, indem es die Aufnahme der Glucose in die Zellen fördert und den Aufbau von Glykogen fördert. Glucagon aus den α-Zellen der Bauchspeicheldrüse hebt den Blutzuckerspiegel durch Abbau des Speicherstoffs Glykogen zu Glucose. Diabetes Typ 1: Die Bauchspeicheldrüse produziert zu wenig Insulin; Diabetes Typ 2: Die Körperzellen reagieren nicht mehr auf Insulin.

testypen sind Diabetes mellitus Typ 1, Diabetes mellitus Typ 2 und Schwanger-schafts- bzw. Gestationsdiabetes. Basierend auf dem Bericht der WHO-Kom-mission von 1999 erfolgt heute die Klassifikation nach folgenden Kriterien:

- Typ-1-Diabetes mellitus: Zerstörung der Betazellen der Langerhans-Inseln des Pankreas führt zum absoluten Insulinmangel.
- Typ-2-Diabetes mellitus: Kann sich erstrecken von einer (genetisch beding-ten) Insulinresistenz mit relativem Insulinmangel bis zu einem absoluten Insulinmangel im späteren Krankheitsverlauf. Er ist häufig assoziiert mit anderen Problemen des metabolischen Syndroms.
- Schwangerschaftsdiabetes: Erstmals in der Schwangerschaft diagnostizier-te Glucose-Toleranzstörung. In seltenen Fällen kann es sich um einen neu aufgetretenen Diabetes Typ 1 oder Typ 2 handeln.

Weltweit breitet sich der Typ-2-Diabetes rasant aus. Deutschland macht hier keine Ausnahme. Derzeit rechnet man mit mindestens 6 Millionen Bundes-bürgern, die vom Diabetes mellitus betroffen sind. Doch schon in wenigen Jahren soll sich diese Zahl auf 8 Millionen erhöhen. Ein Ende dieser Entwick-lung ist nicht in Sicht.

Die meisten Mechanismen, die zum Diabetes führen, sind gegenwärtig hypothetisch; allgemein akzeptierte Gesamttheorien existieren noch nicht. Deshalb wird intensiv nach Faktoren gesucht, mit denen sich die Verbreitung des Diabetes begrenzen lässt. Auch der Einfluss von Kaffee und Koffein wurde in zahlreichen Studien untersucht.

Zum Zusammenhang zwischen Kaffeekonsum und Diabetes gibt es wie bereits bei den Herz-Kreislauf-Erkrankungen sehr unterschiedliche Ergebnis-se in den wissenschaftlichen Studien. Zahlreiche Studien zu koffeinhaltigen Getränken, die ein positives Fazit zum Thema Kaffeekonsum bei Diabetikern vorweisen konnten, wurden immer wieder von Vorurteilen oder Schlagzeilen wie „Schlechte Nachrichten für Diabetiker: Koffein steigert Blutzuckerspiegel" überschattet. Diese Schlagzeile z. B. bezieht sich auf eine Studie, in der eine englische Arbeitsgruppe um den Psychologen James Lane nur zehn Patienten mit manifestem Typ-2-Diabetes untersuchte.

Andere Daten zu den langfristigen Auswirkungen regelmäßigen Kaffee-konsums in den letzten Jahren zeigten ein in ihrer Deutlichkeit für viele durchaus überraschendes Ergebnis. So eine groß angelegte chinesische Studie aus dem Jahr 2009, die verschiedene frühere Arbeiten zu diesem Thema bestätigte. Die Untersuchung mit rund 37 000 Frauen ergab, dass mindestens vier Tassen Kaffee pro Tag ein um 30 % geringeres Risiko, Typ-2-Diabetes zu

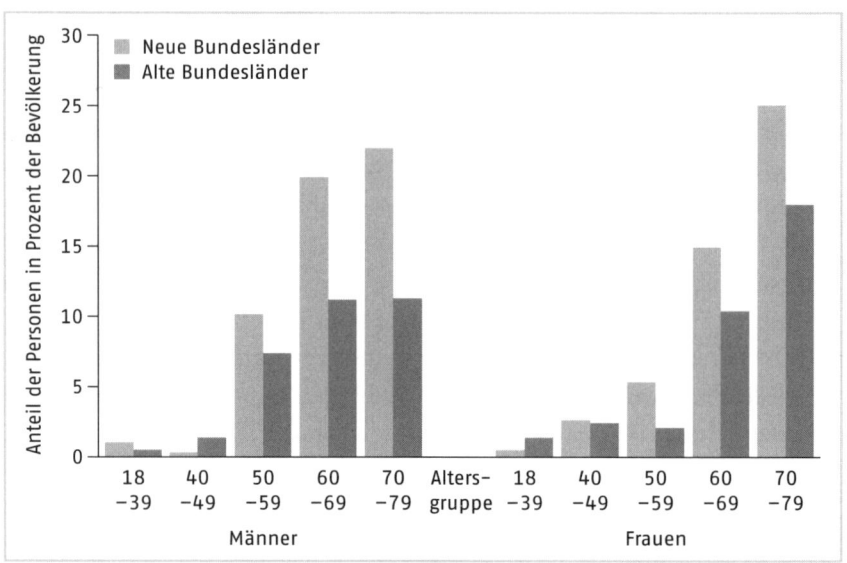

Abb. 36: Häufigkeit des Diabetes mellitus nach Altersgruppen für die 18- bis 79-Jährigen. Der Bericht des Robert Koch-Instituts zeigt, dass der Diabetes mit steigendem Alter immer häufiger wird. Es bestehen deutliche Geschlechtsunterschiede.

entwickeln, zur Folge hatte. Teetrinker erkrankten etwa 14 % seltener, allerdings nur, wenn sie schwarzen Tee tranken. Grüner Tee reduzierte das Diabetesrisiko nicht. Eine neue Studie im Auftrag des Deutschen Instituts für Ernährungsforschung Potsdam-Rehbrücke (DIfE) hat die jahrelang währenden Argumente gegen den Kaffeekonsum erneut entkräften können. Dem Lieblingsgetränk der Deutschen werden nun mit Blick auf Diabetes sogar vorbeugende Eigenschaften nachgesagt. Eine weitere prospektive Untersuchung mit 17 000 Personen bestätigte ein geringeres Diabetesrisiko bei Personen mit einem hohen Kaffeekonsum.

Das Geheimnis um die positive Wirkung des Kaffees liegt offenbar in seiner natürlichen Zusammensetzung. Entscheidend ist dabei die Mixtur aus den verschiedenen Inhaltsstoffen des Kaffees. Zu diesen gehört natürlich das Koffein. Koffein gilt als starkes Stimulans für die insulinproduzierenden Zellen der Bauchspeicheldrüse. Dies konnte in Tierversuchen gezeigt werden. Bei Tieren, die genetisch bedingt einen Diabetes hatten, führte die mehrmonatige Zufuhr einer Koffeinlösung zu einer Verbesserung der Insulinsensitivität sowie der Funktion der insulinproduzierenden Zellen in der Bauchspeicheldrüse. Auch die Anregung des Stoffwechsels und langfristig ein verbessertes Muskel/ Fett-Verhältnis durch den Kaffeegenuss könnten den Diabetikern nützen.

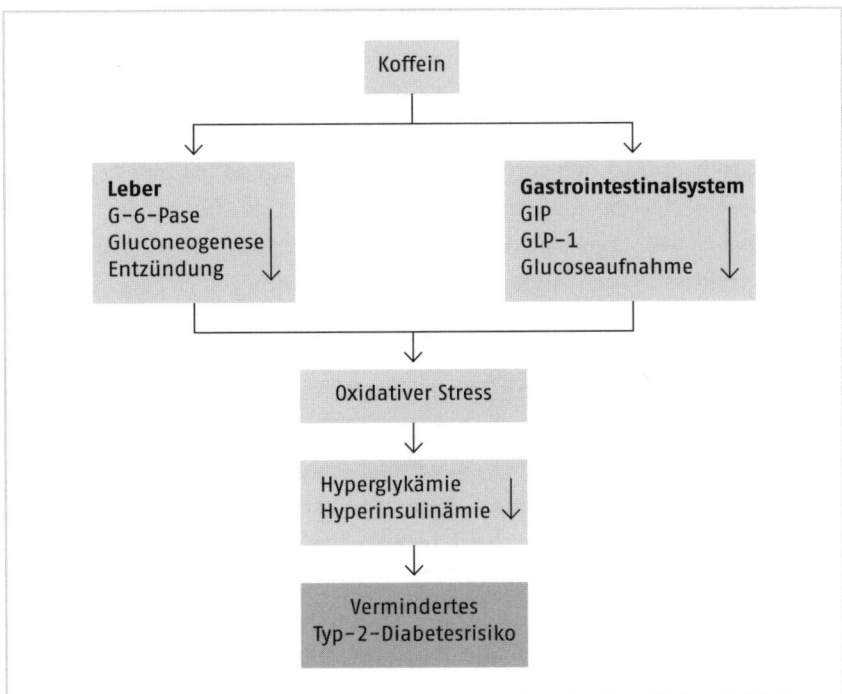

Abb. 37: Mögliche Mechanismen der antidiabetischen Wirkung von Kaffee. Kaffee beeinflusst direkt die Stoffwechselprozesse in der Leber durch Hemmung der Neubildung von Glucose (Gluconeogenese), der Entzündungsprozesse und des Enzyms Glucose-6-Phosphatase (G-6-Pase). Indirekt wird die Glucoseaufnahme aus dem Darm gehemmt. Daran beteiligt sind die Proteine Glucagon-like Peptide 1 (GLP-1) und Gastrin-inhibitorisches Peptid (GIP).

Aber auch die im Kaffee enthaltenen antioxidativ wirkenden Substanzen leisten ihren Beitrag. Oxidativer Stress spielt bei der Entstehung des Diabetes eine zentrale Rolle. Es kommt zu einer verstärkten Bildung von zellzerstörenden Produkten, die nicht mehr unschädlich gemacht werden können, da die oxidative Abwehr bei Typ-2-Diabetikern reduziert oder entsprechend überfordert ist. Ein wesentlicher Inhaltsstoff des Kaffees mit potenziell antioxidativer Wirkung ist die Chlorogensäure. Die beim Röstprozess aus Chlorogensäure entstehenden Quinide scheinen ebenfalls die Insulinsensitivität zu verbessern. Chlorogensäure und weitere Kaffeebestandteile beeinflussen wahrscheinlich auch unmittelbar die Glucoseaufnahme.

Weiterhin wird den Phenolen im Kaffee eine blutzuckersenkende Wirkung nachgesagt. Einen weiteren möglichen Ansatz zur Erklärung des Zusammenhangs zwischen Kaffeekonsum und Diabetes haben amerikanische Mediziner im Rahmen einer Studie mit mehr als 700 Frauen gefunden. Ausgerechnet ein Protein, das normalerweise als Transporteur und Puffer für Geschlechtshormone dient, könnte zu dem vorbeugenden Effekt beitragen. Im Blut starker Kaffeetrinkerinnen ist das Sexualhormon-bindende Globulin (SHBG) erhöht. SHBG wird hauptsächlich von der Leber produziert und ins Blut abgegeben, wo es Geschlechtshormone wie Testosteron und Estradiol bindet. Frühere Studien haben bereits gezeigt, dass die SHBG-Konzentration durch die Ernährung beeinflusst werden kann, was den Kaffeekonsum mit einschließt.

Kaffee und der Magen-Darm-Trakt

Etwa 30 % der Deutschen leiden gelegentlich unter typischen Verdauungsbeschwerden wie Völlegefühl und Appetitlosigkeit, Blähungen, Aufstoßen, Übelkeit, Erbrechen oder Durchfall. In manchen Fällen führen auch Bauchschmerzen die Betroffenen in ärztliche Behandlung. Der Arzt kann keine organischen Ursachen feststellen. Dafür spannt der Patient schon auf leichten Druck mit den Fingerspitzen die Bauchmuskeln reflexartig an, denn die Magengegend unterhalb des Brustbeins ist sehr empfindlich. Das sind typische Anzeichen einer funktionellen Dyspepsie.

Die Betroffenen haben einen sogenannten Reizmagen. Patienten mit einem Reizmagen haben ein überempfindliches Nervensystem im oberen Magen-Darm-Trakt. Diese Sensibilität macht den Magen besonders empfänglich gegenüber äußeren und inneren Reizen. So ist er besonders empfindlich

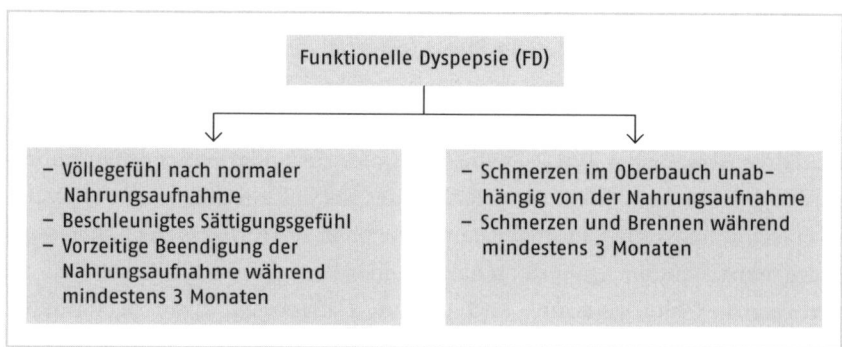

Abb. 38: Einteilung der funktionellen Dyspepsie nach den ROM-III-Kriterien. ROM III ist eine Abkürzung für ein Expertentreffen in Rom, auf dem die Kriterien für die Diagnose der Erkrankung definiert wurden. Die Diagnose FD wird gestellt, nachdem andere Ursachen im Magen-Darm-Trakt ausgeschlossen wurden.

gegenüber Magensäure. Eine weitere Ursache für einen Reizmagen kann eine Störung der Magenbeweglichkeit sein. Dabei ist die Muskulatur der Magenwand nicht ausreichend aktiv und die Muskeln schaffen es nicht, die Nahrung mit der Magensäure gut zu durchmischen. Als Folge kann Magensäure in die Speiseröhre aufsteigen und Sodbrennen verursachen. Es entsteht die sogenannte Reflux-Erkrankung.

In den meisten Fällen tritt die Reflux-Erkrankung ernährungsbedingt auf. Durch den Genuss unterschiedlicher Lebensmittel und Getränke kann Sodbrennen durch die hohe Produktion von Magensäure verursacht werden. Der beste Schutz ist ein gemäßigter Lebenswandel. Dazu gehört der Verzicht auf fettreiche Mahlzeiten, übermäßigen Alkoholgenuss und den häufigen Gebrauch von Schmerzmitteln. Wie sieht es aber nun mit dem Kaffee aus? Kaffee erreicht nach dem Trinken sehr schnell den Magen. Es liegt deshalb nahe anzunehmen, dass er Einfluss auf die Funktionen des Verdauungssystems haben könnte. Schon sehr frühzeitig wurde über die besonderen verdauungsfördernden Eigenschaften des Kaffeegenusses berichtet. Bis heute hält sich allerdings bei vielen die Auffassung, dass Magenschleimhautentzündungen und Geschwüre des Magens durch das Koffein im Kaffee verschlimmert werden. Deshalb empfehlen viele Ärzte den Patienten, die unter gastrointestinalen Störungen leiden, den Kaffeekonsum zu reduzieren oder Kaffee ganz zu meiden.

Eine kritische Prüfung der Literaturdaten führt heute zu der Schlussfolgerung, dass Kaffee zwar den Reflux fördert, aber nicht die Dyspepsie beeinflusst. Kaffee fördert darüber hinaus die Darmperistaltik und verstärkt die Kontraktionen der Gallenblase, so dass die Verdauung angekurbelt wird. Tatsache ist jedoch auch, dass Reflux-Patienten zwar auf Kaffee empfindlich reagieren, aber ebenso auf Obst und Gemüsesäfte. Man muss davon ausgehen, dass das sogenannte Kaffeeproblem des Magenkranken kein Problem des Koffeins ist. Es wird vermutet, dass die Zubereitung des Kaffees sowie der Gehalt an Röststoffen und Gerbsäuren hier eine wichtige Rolle spielen. Bisher gibt es keine eindeutigen Hinweise für die Empfehlung, dass Reflux-Patienten auf ihren geliebten Kaffee verzichten müssen. Allerdings sollten sie entsprechend der persönlichen Verträglichkeit den Konsum nicht übertreiben und eine für sie gut verträgliche Kaffeesorte wählen. Magenempfindliche Menschen sollten sich an Filterkaffee halten. Im Filter bleiben nämlich die magenreizenden Röststoffe hängen. Wer zu Magenbeschwerden neigt, dem sei der kleine starke Bruder des Kaffees empfohlen – der Espresso. Der „Kaffee im Miniformat" ist trotz seines kräftigen Geschmacks sehr bekömmlich, weil in einem speziellen Verfahren bei hohen Temperaturen die Bohnen länger als herkömmliche

Kaffeebohnen geröstet werden. Außerdem wird Espresso bei der Zubereitung in Sekundenschnelle von heißem Wasserdampf durchdrungen, was sich günstig auf den Gehalt an Chlorogensäure auswirkt.

Kaffee scheint auch nicht das Entstehen von Magengeschwüren zu beeinflussen. Nach einer schwedischen Studie mit 2416 Teilnehmern und einer amerikanischen Studie mit 47 000 Männern wird Kaffee im Gegensatz zu Tabakrauch und einer *Helicobacter-pylori*-Infektion nicht als Risikofaktor eingestuft.

Kaffee und Osteoporose

Die Osteoporose ist eine Erkrankung des Knochens, die ihn für Brüche anfälliger macht. Typisch für die als Knochenschwund bezeichnete Erkrankung ist die Abnahme der Knochendichte durch den übermäßig raschen Abbau der Knochensubstanz und -struktur. Die Osteoporose ist die häufigste Knochenerkrankung im höheren Lebensalter. Meist tritt die primäre Osteoporose auf, die im Gegensatz zur sekundären Osteoporose nicht als Folge einer anderen Erkrankung entsteht. 80 % aller Osteoporosen betreffen Frauen nach den

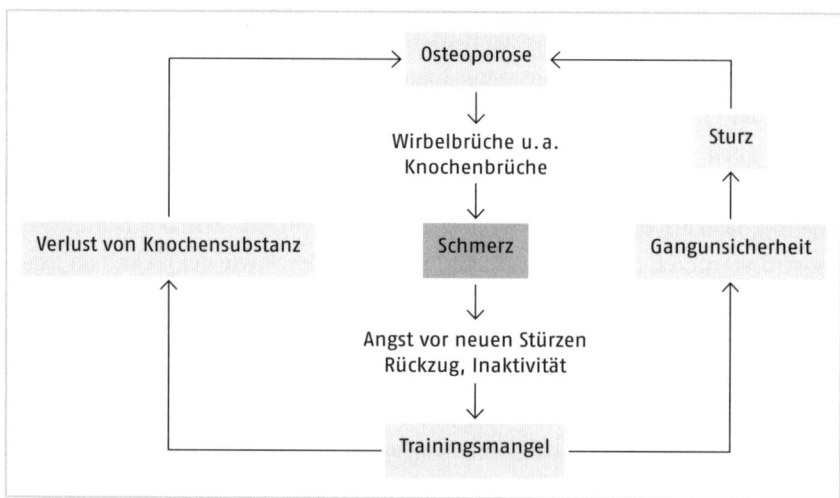

Abb. 39: Osteoporose beeinflussende Faktoren. Die Osteoporose ist eine Krankheit des Skeletts, die sich durch eine niedrige Knochenmasse und eine Beeinträchtigung der Mikroarchitektur des Knochengewebes auszeichnet und zu einer erhöhten Knochenbrüchigkeit führt. Eine Osteoporose liegt vor, wenn die Knochendichte mehr als 2,5 Standardabweichungen tiefer liegt als der Mittelwert gesunder junger Frauen.

Wechseljahren. Sekundäre Osteoporosen sind seltener, wobei Erkrankungen, die eine Behandlung mit Langzeiteinnahme von Glucocorticoiden erfordern und/oder zu einer Immobilisation führen, im Vordergrund stehen.

Die vielleicht hinterhältigste Wirkung von Kaffee ist die Förderung der Osteoporose. Zu viel Kaffee schwächt die Knochen und fördert so die kaum rückbildungsfähige Knochenerweichung. Die Ursache findet man bei der Rückgewinnung von Kalzium in den Nieren; nach Koffeinaufnahme ist diese für ca. vier Stunden deutlich vermindert. Das führt zu vermehrter Ausscheidung von Kalzium mit dem Urin. Damit der Kalziumgehalt im Blut konstant bleibt, wird Kalzium leider (!) aus der Knochensubstanz entzogen, seinem Hauptspeicher im Körper.

Vorsicht ist für alle geboten, die eine Glucocorticoid-Therapie machen, egal aus welchem Grund. Glucocorticoide führen als Hauptnebenwirkungen zu Osteoporose und Schädigungen der Magenschleimhaut. Deswegen sollte während der peroralen oder intravenösen Behandlung lieber auf Kaffee verzichtet werden. Die Belastung ist für den Körper zu groß. Dies gilt allerdings nicht, wenn Glucocorticoide inhaliert werden, da hierbei die Resorption so gering ist, dass nicht mit unerwünschten systemischen Wirkungen zu rechnen ist.

Bei koffeinhaltigen Süßgetränken ist das darin enthaltene Phosphat ein größeres Übel als das Koffein. Phosphat und Kalzium müssen im Gleichgewicht sein. Unsere Nahrung, beispielsweise Fleisch- und Wurstwaren oder Softdrinks, enthält allerdings viel mehr Phosphat, als wir benötigen. Zum Ausgleich eines zu hohen Phosphatgehalts löst der Organismus Kalzium und Magnesium aus den Knochen. Das fördert wiederum die Osteroporose.

Kaffee und Gallensteine

Der menschliche Körper erzeugt täglich etwa 700 ml Galle, die in der Leber produziert, zwischen den Mahlzeiten in der Gallenblase gespeichert und zu den Mahlzeiten in den Zwölffingerdarm ausgeschüttet wird. Die Galle spielt eine wichtige Rolle bei der Verarbeitung von Fetten aus den Speisen und trägt zur Neutralisierung des nach der Magenpassage stark sauren Speisebreis bei. Sie dient auch der Ausscheidung verschiedener Substanzen aus dem Körper wie Cholesterin, Bilirubin sowie vieler Medikamente und ihrer Stoffwechselprodukte. Die Gallebildung ist wesentlich für das Gleichgewicht des Cholesterins im Körper.

Die Störung von Bildung oder Sekretion der Galle beim Menschen hat Störungen in der Fettverdauung und der Ausscheidung von Stoffwechselend-

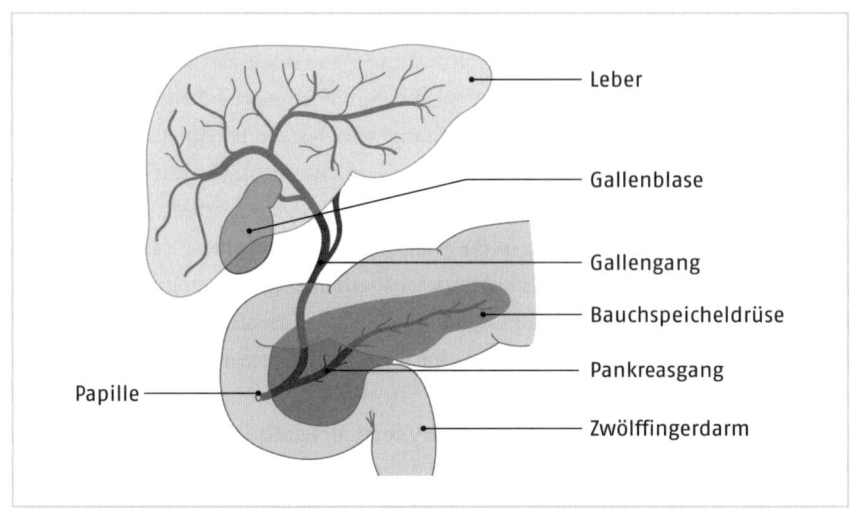

Abb. 40: Anatomische Darstellung von Gallenblase und Leber. Die Gallenblase befindet sich an der Unterseite der Leber. In dem Hohlorgan sammelt sich die flüssige Galle, die durch die Leber produziert wird. Die Gallenblase ist mit dem Gallengang verbunden, durch den die Gallenflüssigkeit in den Zwölffingerdarm fließt. Die Mündung des Gallengangs ist zugleich auch Mündung des Gangs der Bauchspeicheldrüse.

produkten zur Folge. Zweifellos spielt die Ernährung auch bei der Entstehung von Gallensteinen eine wichtige Rolle, doch ihre Bedeutung wird häufig überbewertet. Wenn man eine starke Veranlagung zu Gallensteinen hat, kann man selbst bei optimaler Ernährung nicht mit Sicherheit verhindern, dass die Steine wachsen. Bei ungünstiger Ernährung kann sich allerdings das Wachstum beschleunigen und dadurch Koliken und Entzündungen provozieren. Viele Menschen mit Gallensteinen vertragen keinen Kaffee. Sie sollten daher auch keinen trinken. Wer Kaffee verträgt, kann jedoch davon profitieren, denn möglicherweise kann Kaffee gegen Gallensteine helfen.

Wer regelmäßig Kaffee trinkt, bekommt seltener Gallensteine. Das ist die Schlussfolgerung aus einer Studie mit mehr als 80 000 Frauen, die über 20 Jahre beobachtet wurden. Frauen, die vier Tassen Kaffee pro Tag tranken, hatten ein um 25 % vermindertes Risiko, Gallensteine zu bekommen als entsprechende Personen der Kontrollgruppe ohne Kaffeekonsum. Es scheint wahrscheinlich, dass für diese Wirkung das Koffein verantwortlich ist, da entkoffeinierter Kaffee diesen Effekt nicht hatte. Männer profitierten von der Schutzwirkung sogar noch etwas stärker. Als Wirkmechanismus werden die galletreibende Wirkung und die Stimulation der Ausschüttung von Gallensaft aus der Gallenblase durch verstärkte Kontraktion der Gallenblase vermutet.

Kaffee und die Leber

„Coffee with your brandy, Sir?" steht für englische Clubtradition. Beobachtungen geben dieser Tradition nun einen medizinisch begründbaren Sinn. Trinken die Patienten regelmäßig Kaffee, verlangsamt sich der Verlauf einer Leberfibrose. Diese Krankheit ist das Ergebnis von Umbauvorgängen in der Leber, die zu einem stark erhöhten Anteil an Bindegewebe (Narbengewebe) führen; das Funktionsgewebe der Leberläppchen wird teilweise durch Bindegewebsfasern verdrängt. Das Ungleichgewicht entsteht dadurch, dass im Rahmen von Entzündungen und Regenerationsvorgängen vermehrt Bindegewebsfasern (Kollagenfasern) gebildet und weniger abgebaut werden. Vor allem starker Alkoholkonsum, Hepatitis B und Hepatitis C lösen Leberfibrosen aus. Es hat in der Vergangenheit nicht an Studien gemangelt, die eine günstige Wirkung von Koffein auf die Leber nahelegen. Die Ergebnisse der Studien reichten von einem verminderten Auftreten von chronischen Lebererkrankungen oder einem reduzierten Risiko von Leberkrebs bis zu einem niedrigeren Sterberisiko an einer Leberzirrhose, die jeweils mit einem erhöhten Konsum von Koffein assoziiert waren.

Unterschiedliche Studien bestätigen sowohl für die chronische Hepatitis C als auch für die alkoholische Lebererkrankung oder für die nicht-alkoholische Fettlebererkrankung einen positiven Effekt des Kaffees auf das Fortschreiten der Leberfibrose. Es gibt Untersuchungen, die einen statistischen Zusammenhang biologisch plausibel machen. Bereits 1990 konnte in ersten Experimenten ein positiver Einfluss von Kaffee und einiger seiner Inhaltsstoffe auf die Entstehung von Leberkrebs gezeigt werden. Diese frühen Ergebnisse wurden aktuell durch In-vitro-Versuche an isolierten Leberzellen bestätigt und erweitert.

Koffein scheint im Wesentlichen für die schützende Wirkung verantwortlich zu sein, denn es wird in der Leber zu Paraxanthin verstoffwechselt, so dass Koffein und seine Metaboliten besonders in den Leberzellen eine hohe Konzentration erreichen. Koffein hemmt ein spezielles Protein, den „Bindegewebe-Wachstumsfaktor" (connective tissue growth factor, CTGF), der für die Entstehung der Fibrose mit verantwortlich ist. Es ist daher interessant, dass Koffein in vitro zu einer starken Verminderung von induziertem CTGF in Leberzellen führt. Dieser Effekt wird über die Generierung von zyklischem AMP durch Hemmung der Phosphodiesterase durch Koffein vermittelt. Es könnte ein Schutzmechanismus sein, der in der Leber aufgrund der hohen lokalen Konzentration besonders ausgeprägt ist. Noch ist es zu früh, Patienten

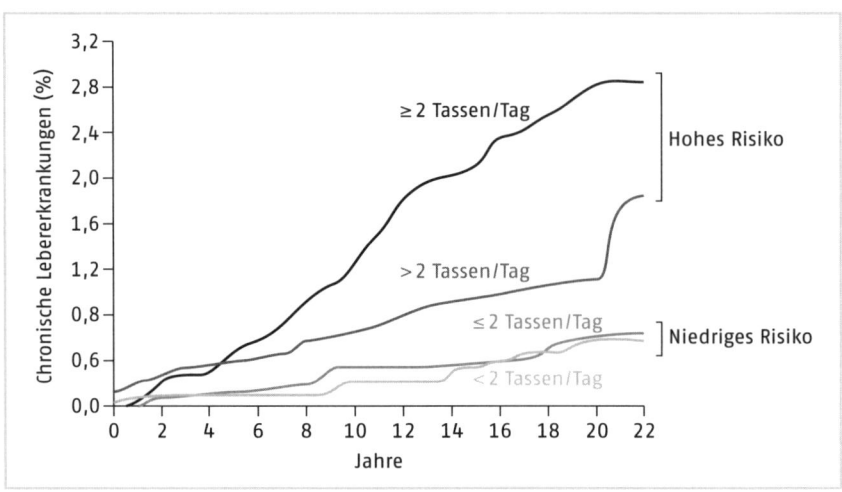

Abb. 41: Einfluss von Kaffee auf chronische Lebererkrankungen. Deutliche Reduktion des Risikos durch Kaffee bei Menschen mit erhöhtem Risiko für Lebererkrankungen. Bei niedrigem Risiko hat Kaffee keinen Einfluss.

mit Lebererkrankungen zu einem hohen Kaffeekonsum zu raten, denn heilen kann Kaffee Leberschäden nicht, sondern wenn überhaupt nur ihren Verlauf verzögern. Trinkt ein Patient jedoch bereits von sich aus gern Kaffee, gibt es aus Sicht der Leber keinen Grund, dies einzuschränken.

Kaffee und die Niere

Die Nieren sind im Körper verantwortlich für einen ausgeglichenen Flüssig-keits- und Elektrolythaushalt, die Regelung des Blutdrucks, die Entgiftung, die Regelung des Säure-Basen-Haushalts, die Regelung der Bildung roter Blutkörperchen sowie die Produktion von Hormonen und Enzymen. Eine Niere besteht aus über einer Million kleinster Röhrchen (Nephrone), die Schadstoffe aus dem Körper filtern und über den Harnleiter an die Blase zur Ausscheidung übergeben. Die Diurese, also die Harnausscheidung, beträgt beim Menschen etwa 1–1,5 Liter pro Tag.

Besonders gesundheitsbewusste Kaffeetrinker machten es sich in der Ver-gangenheit zur Gewohnheit, eine Tasse Kaffee durch mindestens ein Glas Wasser auszugleichen. Über lange Zeit war Kaffee als großer Wasserräuber verschrien, da Koffein das antidiuretische Hormon der Hirnanhangsdrüse hemmt und den Nieren dadurch signalisiert, vermehrt Flüssigkeit auszuschei-

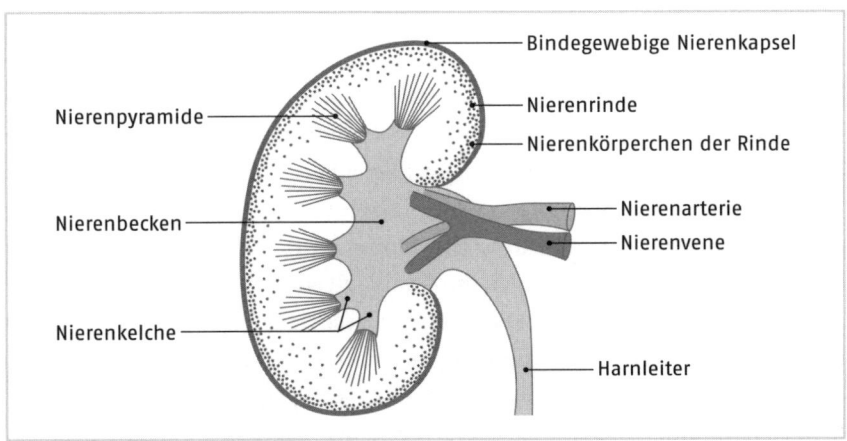

Abb. 42: Anatomischer Aufbau der Niere. Die Niere wird in die außen liegende Nierenrinde (Cortex renalis) und das nach innen gerichtete Nierenmark (Medulla renalis) unterteilt. Das Mark besitzt dabei die Form von Pyramiden. Die Spitzen der Pyramiden, die Papillen, reichen frei in den Hohlraum der Nierenkelche (Calix renalis), die sich in variabler Form zum Nierenbecken (Pelvis renalis) zusammenschließen, aus dem der Harnleiter (Ureter) hervorgeht.

den. Die Meinung, Kaffee entziehe dem Körper Wasser, ist widerlegt; Kaffeetrinken bedeutet durchaus Flüssigkeitszufuhr.

Für die Berechnung einer ausgeglichenen Wasserbilanz ist es wichtig, die zum Ausgleich des Flüssigkeitsverlusts benötigte Flüssigkeit richtig zu klassifizieren. Bei einer diuretischen Wirkung von Koffein wäre dann der Konsum einer Tasse Kaffee eher dem Flüssigkeitsverlust als der Flüssigkeitszufuhr zuzuschreiben. Berechnungen sprechen von einem koffeinbedingten Wasserverlust von 1,17 ml/mg Koffein. Für Personen, die praktisch nichts anderes als Kaffee trinken, würde dies eine chronisch suboptimale Wasseraufnahme und ein damit verbundenes Krankheitsbild bedeuten. Koffein als Antagonist von Adenosin bildet die zelluläre Grundlage der Wirkung an der Niere. In der Niere bewirkt Koffein eine Erhöhung der glomerulären Filtrationsrate (Gesamtvolumen des Primärharns, das von beiden Nieren in einer definierten Zeiteinheit gebildet wird) sowie eine verminderte Resorption von Natrium und Wasser. Diesen Mechanismus hat Koffein mit allen pflanzlichen Diuretika gemein. Er bewirkt, dass die aufgenommene Flüssigkeit lediglich schneller wieder ausgeschieden wird. Die Ergebnisse jüngster Studien bestätigen das.

Der Konsum von Kaffee führt nicht zu einem erhöhten Wasserverlust. Wird Kaffee regelmäßig und in ähnlichen Mengen getrunken, so besteht keine erhöhte Wasser- oder Natriumausscheidung. Es bildet sich eine sogenannte

Toleranz bezüglich der diuretischen Wirkung des Koffeins aus. Lediglich eine akute Dosis von 250–300 mg Koffein führt bei nicht an Kaffee gewöhnten Personen oder nach längerer Koffeinabstinenz zu einer kurzfristig gesteigerten Urinproduktion. Bei Menschen, die an Koffein gewöhnt sind, zeigt sich eine gestiegene Flüssigkeitsausscheidung erst bei einer akuten Dosis von mehr als 300 mg Koffein, also von mehr als vier Tassen Kaffee. Die Menge an Koffein, die ohne Einsetzen einer Diurese eingenommen werden kann, ist allerdings individuell unterschiedlich. Auch die Zeit bis zu einer Gewöhnung kann nicht allgemein angegeben werden. Die Deutsche Gesellschaft für Ernährung (DGE) bestätigte, dass Kaffee zwar kurzfristig harntreibende Wirkung hat, aber nicht dauerhaft entwässert, da der Körper entsprechend gegensteuert. Trotz gering-fügiger Wirkung an der Niere kann Kaffee, in den üblichen Mengen getrunken, einen wichtigen Beitrag zum täglichen Flüssigkeitsbedarf leisten. Auch das ist nicht neu, denn bereits Franz Kafka (* 3. Juli 1883 in Prag; † 3. Juni 1924 in Kierling – heute Stadtteil von Klosterneuburg), ein passionierter Kaffeetrinker, sagte „Kaffee dehydriert nicht, sonst wäre ich schon Staub."

Kaffee und Tumorerkrankungen

Tumoren können nahezu alle lebenden Körpergewebe betreffen. Je nach Lokalisation und Funktion des Tumors können sie zu einer Fehlfunktion von Organen mit Beeinträchtigung des Gesamtorganismus bis zum Tod führen. Es gibt gutartige und bösartige Tumoren. Gutartige oder benigne Tumoren sind Geschwulste, die nicht über die Gewebegrenzen hinauswachsen. Sie können zwar sehr groß werden, aber sie wachsen nicht in benachbarte Gewe-be hinein und bilden auch keine Metastasen. Bösartige oder maligne Tumoren dagegen wachsen über die Gewebegrenzen hinaus in die umgebenden Gewe-be hinein und zerstören die örtlichen Strukturen. Außerdem siedeln sie mit dem Blutstrom oder der Lymphflüssigkeit Metastasen in anderen Körperre-gionen an. Bösartige Tumoren sind nach den Herz-Kreislauf-Erkrankungen die zweithäufigste Todesursache in den Industrieländern.

Es gibt keine Diät, die Tumoren heilen kann. Das ist unter Medizinern und Ernährungswissenschaftlern Konsens. Viele sogenannte „Krebsdiäten" sorgen zwar für Schlagzeilen, bleiben aber den Beweis ihrer Wirksamkeit schuldig. Einig sind sich die meisten Fachleute aber darüber, dass Krebspatienten den-noch von einer ausreichenden, qualitativ hochwertigen Ernährung profitieren, da sie die Lebensqualität verbessert, den Körper mit allem Notwendigen versorgt und ihn in die Lage versetzt, sich besser gegen die Krankheit zur Wehr zu setzen.

Vor einiger Zeit hieß es, Kaffee könne Krebs auslösen. Die Rede war von krebserzeugendem Acrylamid in zu heiß geröstetem Bohnenkaffee und in löslichem Pulverkaffee. Gesundheitsbewusste Menschen verzichten deshalb nicht selten auf das Getränk. Auch in Diätvorschlägen findet man oft den Tipp, den Konsum von Kaffee zumindest stark einzuschränken. Doch ist das wirklich notwendig?

Es verwundert nicht, dass ein Getränk wie der Kaffee mit positiven und negativen Eigenschaften auf den menschlichen Organismus unter steter Beobachtung der Krebsforscher steht. Viele Krebsforscher sehen in den braunen Bohnen ernst zu nehmende Lieferanten sogenannter Antioxidantien und anderer nützlicher Pflanzeninhaltsstoffe. Sie gehen sogar davon aus, dass jeder Schluck zur Krebsvorbeugung beitragen kann.

Kaffee bietet Schutz vor Leberkrebs. Bei Leberkrebs handelt es sich um bösartige unkontrollierte Neubildungen, die aus Zellen der Leber entstehen. Kaffee vermindert diese Neubildung. Welche Substanzen für das reduzierte Risiko des Fortschreitens einer chronischen Lebererkrankung bzw. für das Auftreten eines Tumors der Leber verantwortlich sind, ist noch nicht geklärt. Allerdings zeigte sich im Tierexperiment eine negative Korrelation zwischen Koffeinkonzentration und Leberschaden sowie bei Untersuchungen beim Menschen eine indirekte Korrelation zwischen Koffeinkonzentration und der Höhe der Glutamat-Pyruvat-Transaminase, einem Enzym, das auch als ALT oder ALAT (Alanin-Aminotransferase) bezeichnet wird. Es hat eine wichtige Aufgabe im Eiweißstoffwechsel. Ob man Kaffee oder Extrakte daraus sogar gezielt zur Vorbeugung oder zur Behandlung von Leberkrebs einsetzen kann, wird derzeit untersucht.

Kaffee scheint auch das Risiko zu senken, an Nierenkrebs und „weißem" Hautkrebs (Basalzellkarzinom) zu erkranken. Es wurde untersucht, warum Menschen, die viel Kaffee oder Tee trinken, ein geringeres Risiko für Hautkrebsarten haben. Dazu hat man menschliche Hautzellen im Labor mit Koffein behandelt und einer UVB-Bestrahlung ausgesetzt. Sie entarteten nach der Bestrahlung seltener zu Krebszellen als die unbehandelten Hautzellen. Offenbar wirkt das Koffein auf die Zellteilung, und zwar auf ein Enzym (ATR/Chk1), das an der Teilung der Zelle mitwirkt. Wird dieses Enzym aktiviert, zerstören sich die Hautzellen selbst. In diesen Studien leitete das Koffein nur bei solchen Zellen den Zelltod ein, die bereits durch UVB-Strahlung geschädigt waren. Damit verhinderte es, dass sie zu Krebszellen wurden.

Zumindest für Frauen vor den Wechseljahren gibt es vielleicht auch einen schwachen Schutzeffekt vor Brustkrebs durch Kaffee. Ähnlich könnte es neuen Erkenntnissen zufolge bei Krebserkrankungen der Gebärmutter, den sogenannten Endometriumkarzinomen, oder bei Dickdarmkrebs aussehen. Möglicherweise existieren günstige Wirkungen auch für weitere Tumorarten. Sicher ist aber, dass Lungenkrebs, Prostatakrebs, Bauchspeicheldrüsenkrebs oder Eierstockkrebs bei Kaffeetrinkern definitiv nicht häufiger als bei „Kaffee-Abstinenzlern" entstehen.

Ist Kaffee also ein echtes Wundermittel im Kampf gegen den Krebs? Leider ist es nicht so einfach, dass Kaffee gebrüht oder aufgegossen den Krebs verhindern kann. Die Entstehung von Krebs ist in vielen Ursachen begründet und so müssen für die Entstehung der Erkrankung immer die gesamten Lebensumstände genauer unter die Lupe genommen werden. Auch ist eine positive Wirkung nicht für alle Tumorarten belegt. Unklar ist die Wirkung von Kaffee auf die Entstehung von Blasenkrebs und Speiseröhrenkrebs. Der Stellenwert von Kaffee ist also nach wie vor unklar und es lässt sich nicht ausschließen, dass der Zusammenhang zwischen Krebsprävention und Kaffee viel geringer ist als bisher angenommen.

Wenig weiß man über die Wirkungen von Kaffee bei Menschen, die bereits an einem Tumor erkrankt sind. Zurzeit ist nicht belegt, ob Kaffee bei ihnen das Fortschreiten der Krankheit beeinflusst. Genauso wenig lässt sich beurteilen, ob Kaffee Rückfälle oder Metastasen fördern kann. Sicher ist dagegen, dass sich die Inhaltsstoffe des Kaffees, vor allem das Koffein, nicht besonders gut mit einigen Medikamenten vertragen. Da Krebspatienten oftmals mehrere Medikamente einnehmen, muss eine Beeinflussung der Wirkung dieser durch Kaffee unbedingt berücksichtigt werden.

Kaffee und besondere Lebenssituationen

Kaffee und Schwangerschaft

Manchen Frauen vergeht die Lust auf Kaffee, sobald sie schwanger sind. Andere wollen auf den Koffeinkick am Morgen oder am Nachmittag nur ungern verzichten. Deshalb ist die Frage erlaubt: Wie viel Kaffee darf eine Schwangere trinken, ohne dem heranwachsenden Kind zu schaden? Mit dieser Frage beschäftigten sich schon zahlreiche Wissenschaftler. Die Plazenta, also das Organ, das die Versorgung mit Nährstoffen, die Entsorgung von Exkretionsprodukten und den Gasaustausch des Embryos bzw. Fötus sicherstellt, ist zwar ein Filter, kann aber nicht zwischen schädlichen und nützlichen Stoffen unterscheiden. So kann Koffein die Plazenta frei passieren und findet sich im Blut des Embryos bzw. Fötus in ähnlich hoher Konzentration wieder wie bei der werdenden Mutter.

Nehmen schwangere Frauen zu viel Kaffee zu sich, bringen sie häufig auffallend kleine Babys auf die Welt. Nach der Geburt beobachtet man bei den Babys Anzeichen von Koffeinentzug. Es ist auch bekannt, dass Koffein bei schwangeren Frauen Herzrhythmusstörungen verursachen kann. Einige Studien hatten in den vergangenen Jahren den Koffeinkonsum in der Schwangerschaft mit einem höheren Risiko für Fehl- und Frühgeburten in Verbindung gebracht; neuere Studien bestätigten dies nicht. Trotz recht unterschiedlicher Forschungsergebnisse hat man sich in letzter Zeit auf eine Empfehlung geeinigt. Die Deutsche Gesellschaft für Ernährung (DGE) erklärt, dass bis zu 300 mg Koffein täglich – das entspricht drei Tassen Kaffee oder sechs Tassen schwarzem Tee – unbedenklich seien.

Allerdings deuten neue Studien aus England darauf hin, dass sich schon kleinere Mengen täglichen Koffeinkonsums ungünstig auf das Geburtsgewicht des Babys auswirken können. Je mehr Koffein eine Schwangere zu sich genommen hatte, desto geringer war das Geburtsgewicht des Babys. So kamen die Babys von Frauen, die mindestens 200 mg Koffein täglich (zwei Tassen Kaffee) konsumiert hatten, mit einem um 60–70 g geringeren Geburtsgewicht zur Welt als die Kinder werdender Mütter, die nur bis zu eine Tasse Kaffee getrunken hatten. Die Verringerung des Geburtsgewichts hat bei gesunden Babys, die um den errechneten Termin herum geboren werden, zwar keine negativen Auswirkungen, aber bei einer Frühgeburt oder einem Baby mit ohnehin geringem Geburtsgewicht stellt diese Gewichtsreduktion durchaus einen

Risikofaktor dar. Aufgrund dieser Erkenntnisse sollten Frauen, die sich ein Baby wünschen, bereits von der Zeit der Befruchtung an den Kaffeekonsum auf ein Minimum reduzieren oder ganz einstellen.

Für die Stillzeit gibt es auch eine Empfehlung. Frauen, die beabsichtigen zu stillen, sollten den Kaffeekonsum einschränken, da Koffein zum Bestandteil der Muttermilch wird. Bis zu 300 mg Koffein pro Tag sind unbedenklich. Aber dies gilt nur für gesunde Babys und Säuglinge, die nicht zu früh geboren wurden. Zu früh geborene Säuglinge verarbeiten Koffein langsamer als andere – wenn sie Koffein mit der Muttermilch aufnehmen, könnten sie auch auf kleinere Mengen empfindlich reagieren.

Kaffee und Kinder

Die meisten Erwachsenen beginnen den Morgen mit einer Tasse Kaffee. Ist das auch eine Option für Kinder, besonders wenn sie morgens noch müde sind? Es gibt kein generelles Kaffeeverbot für Kinder, aber Koffein und Kaffeesäure können schädlich sein. Die anregende Wirkung des Koffeins kann sich bei Kindern negativ auswirken. Kaffee kann die Reizbarkeit erhöhen, den Blutdruck steigen lassen, zu Unruhe führen und die Konzentration stören. Die Kaffeesäure kann bei Kindern die Magenschleimhaut angreifen, daher ist auch koffeinfreier Kaffee keine empfehlenswerte Alternative.

Allerdings sind Kinder von Natur aus neugierig und möchten probieren, was die Erwachsenen trinken. Die Neugierde der Kinder sollte ruhig befriedigt werden. Es schadet nicht, wenn ein Kind mal einen Schluck Kaffee probiert. Glücklicherweise empfinden viele Kinder, die dies aus Neugier tun, eine natürliche Abneigung gegen den ungewohnt bitteren Geschmack. Bitter steht in der Natur für giftig und unsere Geschmacksnerven müssen sich erst langsam daran gewöhnen, dass bitter auch gut und wohlschmeckend sein kann. Es sollte jedoch bei ein bis zwei Schluck Kaffee bleiben. Da Kinder weniger Blutvolumen haben, ist die Koffeinkonzentration im Blut durch eine Tasse Kaffee höher als dieselbe Menge beim Erwachsenen.

Weiterhin muss berücksichtigt werden, dass viele Kinder bereits Koffein in anderer Form aufnehmen, nämlich durch Limonaden und Schokolade. Fügt man noch Kaffee hinzu, erhöht sich die Koffeinmenge drastisch. Obwohl Koffein in Maßen nicht schädlich für Kinder ist, besteht die Gefahr, dass die koffeinhaltigen Getränke wesentlich gesündere Getränke wie Milch und Saft ersetzen. Auch kann Kaffee den Appetit beeinträchtigen und zur Folge haben, dass die Kinder nicht ausreichend essen. Bei Kindern sollten generell Lebens- und Genussmittel, die die Kalziumaufnahme beeinträchtigen können, gemieden oder nur selten und in geringen Mengen verzehrt werden. Dazu zählen Wurstwaren, Kaffee und schwarzer Tee, alkoholische Getränke, Softdrinks (Cola, Fanta etc.) sowie Schmelzkäse, oxalsäurereiche Lebensmittel wie Spinat, Rhabarber und Spargel.

Kaffee und Sport

Kaffee kann durch das in ihm enthaltene Koffein leistungsfördernd wirken. Koffein wird schon seit Jahrzehnten von professionellen Athleten, aber auch von ambitionierten Freizeitsportlern dazu eingesetzt, das Training zu unterstützen und bei Wettkämpfen besser abzuschneiden. Befindet sich eine hohe Dosis Koffein im Blut, steigert sich nicht nur die Aufmerksamkeit, sondern auch die Muskelkraft – eine legale Methode zur Leistungssteigerung, weil Kaffee seit 2004 nicht mehr als Dopingmittel gelistet ist. Freizeitsportler müssen jedenfalls keine Konsequenzen fürchten, wenn sie sich vor dem Training einen wohlschmeckenden Espresso genehmigen. Es profitieren vor allem Ausdauersportler. Studien zeigten, dass sich die Zeitdauer bis zum Eintritt der Erschöpfung verlängert. Der Effekt ist größer, wenn die Sportler im Alltag eher selten Kaffee trinken oder einige Tage vor dem Training auf Kaffee verzichten. Mit Koffein wird bei Ausdauersportarten die Leistung und die Leistungsdauer signifikant gesteigert.

Die Wirkung des Koffeins beruht im Wesentlichen auf der Hemmung der Phosphodiesterase, die cAMP zu AMP abbaut. Dadurch bleibt die über cAMP als second messenger ausgelöste Adrenalinwirkung länger erhalten. Für den Sportler ist von Interesse, dass Koffein genau wie Adrenalin und mit diesem zusammen die Stoffwechselprozesse beschleunigt, speziell die Abbaugeschwindigkeit des Muskel- und Leberglykogens, aber auch die von freien Fetten. Außerdem scheint der antagonistische Effekt von Koffein an den Adenosinrezeptoren im Gehirn nach neueren Studien von großer Bedeutung für die Leistungssteigerung zu sein.

Wie die vielen Wirkungen von Koffein zusammenspielen, damit eine Leistungssteigerung erreicht wird, muss noch im Detail erforscht werden. Eine Sache allerdings ist klar: Zahlreiche Athleten schätzen Koffein, weil sie damit die sportliche Belastung als weniger intensiv und schwierig empfinden. So können sie länger und ausdauernder trainieren, ohne dass sie das Gefühl haben, sich mehr anstrengen zu müssen. In welcher Form dem Körper das

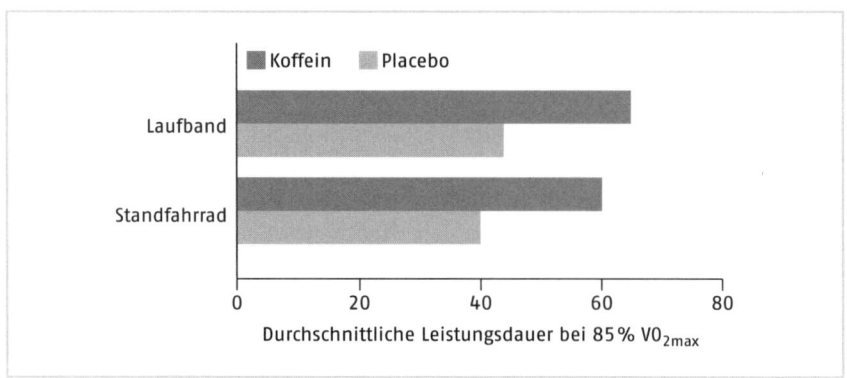

Abb. 43: Einfluss der Koffeineinnahme bei Ausdauersportarten. Die Leistungsdauer nimmt beim Standfahrrad um 51 % (unten), beim Laufband um 44 % (oben) zu. VO_{2max} (maximale Sauerstoffaufnahme in ml/min) gibt an, wie viel Sauerstoff der Körper im Zustand der Belastung maximal verwerten kann.

Koffein zugeführt wird, ob als Kaffee, Koffeinkapsel oder Kaugummi, scheint die leistungsfördernde Wirkung kaum zu beeinflussen.

Im Unterschied zum Ausdauersport sind die Ansichten zur Wirkung des Kaffees bei Sportarten mit kurzzeitiger körperlicher Belastung wie Sprint oder Krafttraining sehr unterschiedlich. Einige Studien zeigen eine signifikante Leistungsverbesserung bei Kraftsportarten, andere kommen zu einem gegenteiligen Ergebnis. Sicher spielt gerade bei einer kurzzeitigen körperlichen Belastung die individuell sehr unterschiedliche Metabolisierung des Koffeins eine größere Rolle als bei den Ausdauersportarten.

Aber noch eine andere Wirkung des Kaffees ist für Ausdauersportler sehr interessant. Fast jeder, und Ausdauersportler ganz besonders, kennt ihn, den Muskelschmerz. Er tritt auf, wenn sie sich zu viel zumuten und ihre Muskeln nicht zur Ruhe kommen lassen. Dass der Wadenmuskel nach einer langen Radtour oder nach dem Jogging schmerzt, ist ganz normal. Wie und warum genau diese Muskelschmerzen entstehen, konnte man bisher noch nicht vollständig klären. Eine Vermutung ist, dass durch die Muskelkontraktionen Druck auf Schmerzrezeptoren im Muskel ausgeübt wird. Das führt zur Freisetzung biochemischer Substanzen, die die Empfindlichkeit der Schmerzrezeptoren im Muskel erhöhen.

Die meisten Menschen greifen bei Muskelschmerzen zu Salbe, Wärmepflaster oder beißen die Zähne zusammen. Zwei bis drei Tassen Kaffee würden wohl die wenigsten in dieser Situation trinken. Das wäre aber sicher nicht verkehrt, zumindest nach einer Studie von amerikanischen Sportwissenschaft-

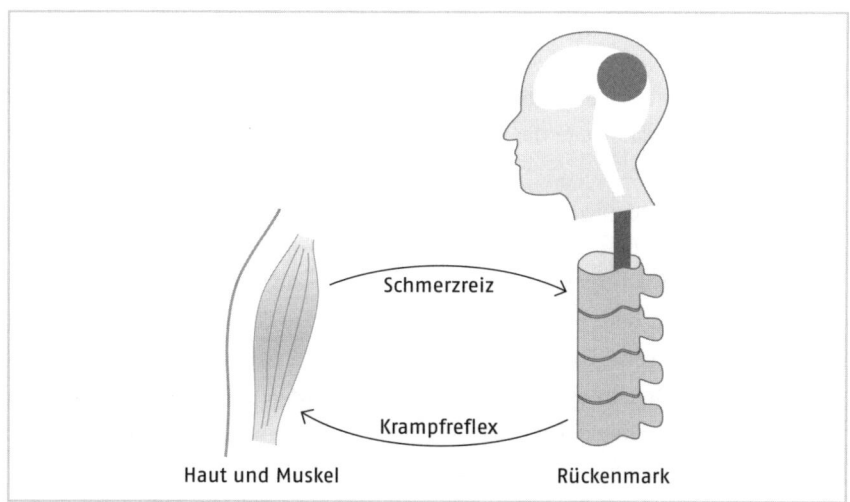

Abb. 44: Schmerzregulation bei Muskelkrampf. Ein Muskelkrampf ist eine nicht-patho-
logische, vorübergehende Nerven-Fehlfunktion. Bei einem Wadenkrampf zieht sich
ein Muskel oder eine Muskelgruppe in den Waden schmerzhaft zusammen, ohne sich
sofort wieder zu entspannen. Ursachen können Überbelastung, Mineralstoffmangel
oder Minderdurchblutung sein.

lern. Sie haben den Einfluss von Koffein auf die Entstehung von Muskelschmerzen beim Sport untersucht. Das Ergebnis: Koffein hat einen schmerz-
lindernden Effekt. Dazu waren in der Studie allerdings Koffeinmengen
notwendig, wie sie in ca. fünf Tassen Kaffee enthalten sind. Ob Koffein die
Schmerzen auch dann noch lindern kann, wenn es in geringeren Dosen ver-
abreicht wird, wollten die Wissenschaftler herausfinden. Jeder Proband absol-
vierte drei Versuche, zwischen denen mindestens eine Woche pausiert wurde.

Der Test begann mit der Einnahme einer Kapsel, die eine kleinere oder
eine größere Menge Koffein enthielt – oder gar keinen Wirkstoff (Placebo).
Die geringe Dosis (5 mg Koffein pro kg Körpergewicht) entspricht etwa zwei-
einhalb Tassen Kaffee, die hohe Dosis (10 mg pro kg Körpergewicht) ungefähr
fünf Tassen Kaffee. In weiteren Untersuchungen wurde dann die Menge des
Koffeins reduziert. Koffein linderte die Muskelschmerzen auch in niedrigeren
Dosen – aber nicht so effektiv. An der kurzzeitigen Blutdruckerhöhung durch
Koffein liegt das offensichtlich nicht. Unabhängig vom Blutdruck scheint der
Wirkstoff noch auf andere Weise gegen die Schmerzen zu wirken, da sind sich
die Forscher jetzt sicher. Ob Koffein allerdings jemals zur gezielten Behandlung von Muskelschmerzen eingesetzt werden kann, bleibt unklar. Dazu bedarf
es noch weiterer Untersuchungen.

Kaffee und Abhängigkeit

Der Begriff Sucht wird abgegrenzt von Abhängigkeit. Abhängigkeit beschreibt die pharmakologische Seite des Phänomens, Sucht schließt alle seelischen und sozialen Begleit- und Folgeerscheinungen ein. Man unterscheidet zwischen körperlicher Abhängigkeit und psychischer Abhängigkeit, wobei Toleranzbildung in beide Begriffe einfließt. Es gibt keine umfassende Theorie, die die Entstehung von Abhängigkeit erklären kann, aber eine Vielzahl von Erklärungsansätzen, die mehr oder weniger brauchbare Aspekte zur Entstehung beitragen können. Das Lustgefühl, das eine Person beim Drogenkonsum empfindet, hat viele Ursachen. Psychologische Faktoren spielen dabei ebenso eine Rolle wie physiologische und kognitive Prozesse und der Geschmackssinn. Abhängigkeit verlangt regelmäßigen und meist auch steigenden Drogenkonsum.

Eine wesentliche Rolle bei der Entstehung einer Abhängigkeit spielt das Belohnungssystem im Gehirn. Es befindet sich im mesolimbischen Teil des Gehirns. Der Nucleus accumbens ist das zentrale Kerngebiet im „Belohnungssystem" des Gehirns. Für eine Abhängigkeit sind Entzugserscheinungen, zwanghafte Beschaffung der Droge und Selbstverabreichung charakteristisch. An diesen Prozessen ist ein wohldefiniertes Ensemble von Neuronen beteiligt,

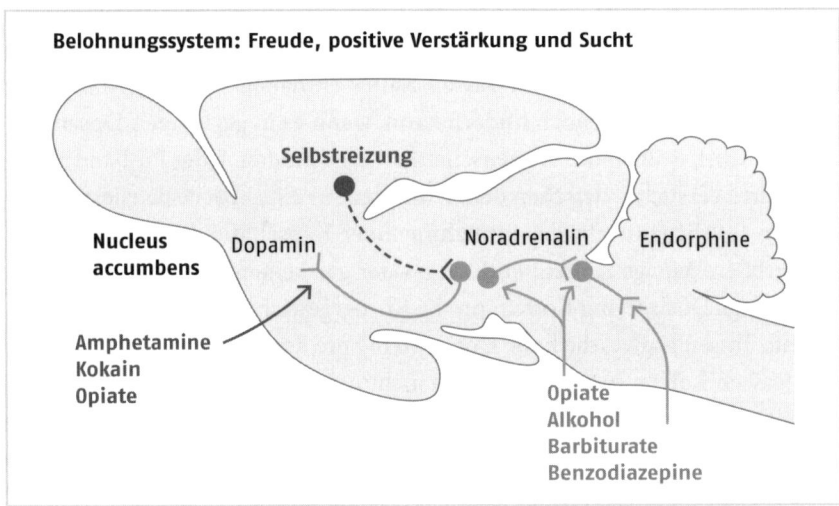

Abb. 45: Das Belohnungssystem im Gehirn. Der Nucleus accumbens ist Teil dieses Belohnungssystems und maßgeblich beteiligt an Freude und positiver Verstärkung, aber auch an der Entstehung von Sucht; es ist eine Kernstruktur im unteren Vorderhirn, die eine Verbindungsstelle zwischen Putamen und Nucleus caudatus (beides Bestandteile des Corpus striatum) bildet. Koffein hat hier keinen Einfluss.

das vier Gehirnbereiche umfasst: die Substantia nigra (Kokain), das Corpus striatum, den Cortex und den Nucleus accumbens (Opiate, Nikotin, Barbiturate usw.). Die Verschaltung dieser Zentren stellt eine permanente Verknüpfung zwischen dem Lustgewinn und der bewussten Handlung her, z. B. das Anzünden einer Zigarette. Für die Aktivierung des Belohnungssystems ist eine erhöhte Freisetzung der Neurotransmitter Dopamin und Noradrenalin notwendig, die durch die Drogen hervorgerufen wird. Anpassungsvorgänge in diesem Belohnungssystem führen dazu, dass für eine befriedigende Wirkung einer Substanz zunehmend höhere Dosen nötig werden. Betroffene müssen ihre stimulierenden Substanzen häufiger einnehmen, um angenehme Effekte zu erzielen oder unangenehme zu vermeiden.

Als pflanzliche Droge muss sich der Kaffee die Frage gefallen lassen, ob er vielleicht süchtig und abhängig macht. Die Weltgesundheitsorganisation (WHO) vertritt dazu nachfolgende Meinung: „Es gibt keine Hinweise irgendwelcher Art, dass Koffeinkonsum auch nur im Entferntesten Folgen hat, die mit physischen und sozialen Konsequenzen von ernsten Drogen vergleichbar wären." Diese Einschätzung wird auch durch mehrere Studien bestätigt, in denen Koffein nicht die Kriterien für ein mögliches Abhängigkeitsrisiko erfüllte.

Wer allerdings an Kaffee gewöhnt ist kann leichte entzugsartige Erscheinungen bekommen, wenn die gewohnte Koffeindosis ausbleibt. Starke Kaffeetrinker reagieren mit Kopfschmerzen, die nach etwa zwei Tagen wieder verschwinden. Häufig ist das am Wochenende der Fall, wenn Kaffeekonsumenten auf ihre übliche Büroration verzichten. Trotzdem wird bei Kaffee von offizieller Seite nicht von einer Abhängigkeit gesprochen, denn starke körperliche oder psychische Folgen wie durch Alkohol oder Opiate bleiben aus. Auch muss die Dosis wie bei anderen klassischen abhängigkeitserzeugenden Mitteln nicht ständig erhöht werden. Allerdings reagiert der Körper bei regelmäßigem Kaffeekonsum auf das Stimulans Koffein mit einer höheren Toleranzgrenze.

Das im Kaffee enthaltende Koffein erhöht zwar als Stimulans die Aktivität mehrerer Gehirnzentren, die typischen Zentren für eine Abhängigkeit sind aber nicht betroffen. In hohen Dosen konsumiert, kann Kaffee allerdings tatsächlich negative Effekte erzeugen, doch sie unterscheiden sich von denjenigen, die durch Alkoholmissbrauch oder durch den Konsum von Rauschgiften wie Kokain, Cannabis oder Heroin entstehen. Die positive neuronale Verstärkung im Belohnungssystem, wie sie bei harten Drogen auftritt, spielt beim Konsum von Kaffee keine Rolle. Das Koffein aktiviert Neuronen in einer anderen Hirnregion, z. B. dem Nucleus caudatus. Diese Region gehört nicht zu dem gerade erwähnten stark verknüpften Belohnungssystem. Zwar kann auch im Nucleus caudatus Dopamin freigesetzt werden, was Lustgewinn bedeutet, und dieses positive Gefühl kann ebenfalls zum Cortex weitergeleitet werden – die Verknüpfungen sind aber nicht so stark, dass die Empfindung als unverzichtbar erlebt wird. Falls es eine Abhängigkeit gibt, ist sie also in keiner Weise mit der durch Opiate oder Alkohol vergleichbar.

Entsprechend sind auch die Entzugserscheinungen bei einem plötzlichen Abbruch des Kaffeekonsums in der Regel recht mild. Manchmal treten Kopfschmerzen auf, die umso stärker sind, je mehr Kaffee die betreffende Person regelmäßig getrunken hat. Doch sie sind nur von kurzer Dauer. Sie beginnen 12–24 Stunden nach der letzten Tasse Kaffee, erreichen nach 48 Stunden ihren Höhepunkt und verschwinden spätestens nach ein paar Tagen wieder. Auch wenn Kaffee als milde Droge gilt und die Stimmung aufhellt, macht er nicht abhängig. Aber an den Koffeinkick gewöhnt der Körper sich. Kaffee-Abstinenzler verspüren schon eine Wirkung bei geringen Mengen; bei Kaffee-Junkies hat sich der Organismus an das Koffein gewöhnt und eine Toleranz entwickelt. Bleibt Koffein aus, können wie bereits beschreiben Symptome wie Kopfschmerzen und Benommenheit auftreten, die auf Adaptationsprozessen beruhen, an denen wahrscheinlich die Adenosinrezeptoren beteiligt sind.

Kaffee in der Alternativmedizin

Ein Einlauf (Klistier, Klysma) ist das Einleiten einer Flüssigkeit über den Analkanal (After) in den Darm. Ärzte verordnen Einläufe gegen Verstopfung und zur Darmreinigung. Abhängig von der Anforderung an die Darmentleerung kommen unterschiedliche Arten von Einläufen zum Einsatz. Die häufigste Form ist das einfache Klistier, das bei akuter Verstopfung oder vor diagnostischen Eingriffen im Enddarmbereich eine schnelle Defäkation zur Folge hat. In der Alternativmedizin gehören Darmspülungen zu den ausleitenden Verfahren. Sie werden z. B. begleitend zum Fasten angewendet.

Der Kaffee-Einlauf ist ein in alternativmedizinischen Kreisen beliebtes Verfahren, das auch gelegentlich als Hausmittel bezeichnet wird. Seine Wirkung wurde zufällig während des Ersten Weltkriegs entdeckt. Als in den Lazaretten Morphium und andere Schmerzmittel nicht mehr genügend vorhanden waren, behandelten Ärzte und Krankenschwestern die verwundeten Soldaten aus lauter Verzweiflung mit einfachen Wasser-Einläufen. Aus Sparsamkeitsgründen kamen Krankenschwestern auf die Idee, den übrig gebliebenen Kaffee der Chirurgen den Einläufen beizumischen. Sie selbst waren erstaunt über die Wirkung, denn die Soldaten berichteten über eine Entlastung und Schmerzlinderung nach der Anwendung. Die beiden Ärzte Professor O. A. Meyer und Professor Martin Heubner von der Universität Göttingen bestätigten dann um 1920 durch weitere Anwendungen die positiven Wirkungen eines Kaffee-Einlaufs.

Befürworter der Methode sehen in Kaffee-Einläufen eine Methode zum sogenannten Entschlacken oder Entgiften des Körpers, wobei allerdings die Giftstoffe, die aus dem Körper entfernt werden sollen, nicht genannt werden. Stattdessen wird auf sogenannte Selbstheilungsprozesse verwiesen, ein Konzept, welches im 19. Jahrhundert sehr populär war, heute aber nicht mehr akzeptiert wird. Überraschenderweise werden aber heute in der Alternativmedizin Kaffee-Einläufe zur Behandlung von Krebserkrankungen empfohlen. Klinische Studien, die eine solche Wirkung bestätigen, gibt es allerdings nicht, sondern zur Begründung wird auf Versuche des Naturheilkundlers Dr. Max Gerson (* 10. Oktober 1881 in Wongrowitz, heute Polen; † 8. März 1959 in New York) verwiesen. Nach Angaben der Befürworter soll ein Kaffee-Einlauf, wenn er richtig gemacht wird, die Leber veranlassen, mehr Galle zu produzieren, die Gallenkanäle öffnen und so die Galle dazu bringen, Giftstoffe auszuschwemmen und sie in nur wenigen Minuten aus der Leber zu entfernen.

Als Ergebnis sollen die Patienten eine große Erleichterung in allen Körperteilen verspüren.

Es verwundert allerdings nicht, dass es zu einem energischen Widerspruch englischer Onkologen kam, nachdem sich der britische Thronfolger Prinz Charles öffentlich für Kaffee-Einläufe als wirkungsvolles Mittel gegen Krebs aussprach. Professor Michael Baum von der Universität London bezichtigte den Prinzen in einem offenen Brief im Fachmagazin *British Medical Journal* des Machtmissbrauchs und sprach ihm jeden medizinischen Sachverstand ab. Es sei „unangemessen für Prinz Charles, seinen Einfluss geltend zu machen, um Krebspatienten von Heilmitteln zu überzeugen, die jeglicher wissenschaftlicher Grundlage entbehren", so in dem öffentlichen Brief des Wissenschaftlers.

Obwohl die Methode als sanft und nebenwirkungsarm beschrieben wird, weisen Werbeschriften auf mögliche Nebenwirkungen hin, allerdings in einer sehr unwissenschaftlichen Form. „In seltenen Fällen und zu Beginn der Behandlung, können stark vergiftete Personen eine unangenehme Reaktion erleben. Dies passiert, wenn ungewöhnlich große Mengen konzentrierter Giftstoffe von der Leber in die Gallenflüssigkeit kommen. Dadurch kann es zu Krämpfen im Zwölffingerdarm und Dünndarm kommen, was ein Überlaufen in den Magen bewirkt. Dies kann Übelkeitsgefühle, mit folgendem Erbrechen von Galle hervorrufen. Wenn dies passiert, wird eine gute Menge starken Pfefferminztees dabei helfen, die Galle aus dem Magen zu waschen und Erleichterung schaffen." In medizinischen Datenbanken wird dagegen über ernste Nebenwirkungen durch Kaffee-Einläufe berichtet. Aus den USA, wo die Methode besonders populär ist, sind sogar Todesfälle nach Kaffee-Einläufen bekannt geworden. Daher stellt sich die Frage: Wer profitiert von „dieser Wahrheit" um die Kaffee-Einläufe bei Krebserkrankungen?

Schlussbemerkungen

Kaffee ist Kult und unser Alltag ist voller Kaffeemomente. Der erste Gang des Tages führt direkt zur Kaffeemaschine, um uns mit einer frischen Tasse unseres aromatischen Lieblingsgetränks zu verwöhnen. Während des Arbeitstags gönnen wir uns hin und wieder eine Genießerpause mit einem wohlriechenden Kaffeegetränk. Auch zum Feierabend lassen wir uns zu einem weiteren Kaffeemoment hinreißen, denn nichts ist entspannender als eine Tasse Kaffee nach einem anstrengenden Arbeitstag. Süß wie die Liebe, schwarz wie die Nacht und heiß wie die Hölle – so sollte ein guter Kaffee sein.

Kaffee hat im Laufe von Jahrhunderten immer neue Länder erobert, als Pflanze und als Getränk. Kaffeegenuss hat auf der ganzen Welt einen hohen Stellenwert und ist oft ein fester Bestandteil der Kultur. Aber gerade bei diesem Getränk scheiden sich oftmals die Geister. Ob er gesund ist oder nicht, diese Frage hat schon manche Diskussion am Kaffeetisch ausgelöst. Die einen verteidigen vehement die guten Eigenschaften ihres Lieblingsgetränks, die anderen lasten ihm allerlei krankmachende Wirkungen an. Für viele Menschen wiederum ist Kaffee ein Genussmittel und eine Lebenshilfe, auf die sie nicht verzichten möchten. Das Geheimnis um die positive Wirkung der Kaffeebohne auf die menschliche Gesundheit liegt offenbar in ihrer natürlichen Zusammensetzung. Wenn auch das Koffein der Hauptwirkstoff im Kaffee ist, so steht fest, dass die weiteren bioaktiven Inhaltsstoffe im Kaffee die Wirkungen wesentlich beeinflussen. Entscheidend ist daher die Mixtur des Kaffees.

Diese Erkenntnis erlaubt also nicht, die Wirkungen von Kaffee gleichzusetzen mit den Wirkungen von Koffein, so dass das Kaffeeproblem nicht ausschließlich eine Koffeinfrage ist. Vermutlich sind diese Gleichsetzung und die Übertragbarkeit von Zell- oder Tierexperimenten auf den Menschen eine Ursache, weshalb die Meinungen zur gesundheitlichen Wirkung von Kaffee oftmals so weit auseinandergehen und die Lektüre von mehreren wissenschaftlichen Abhandlungen wie das Lesen im Kaffeesatz erscheint.

Bereits Paracelsus sagte: „Dosis sola venenum facit" (deutsch: „Allein die Menge macht das Gift"), dies gilt auch für den Kaffee. Wie viel Kaffee jemand trinken darf, hängt nicht zuletzt vom persönlichen Gesundheitszustand ab. Eine Reduzierung des Kaffeekonsums als allgemeine Gesundheitsempfehlung an die Bevölkerung oder an Patienten erscheint auf der Grundlage der aktuellen Daten nicht notwendig. Der tägliche Konsum von drei bis vier Tassen normal starken Bohnenkaffees wird von den meisten Menschen gut vertragen.

Wer allerdings erkrankt ist und Medikamente einnimmt, sollte auf jeden Fall mit den behandelnden Ärzten oder den betreuenden Apothekern über den Kaffeekonsum sprechen – eine solche persönliche Beratung lässt sich durch Informationen aus dem Internet nicht ersetzen. Schwangere sollten versuchen, mit einer Tasse morgens und einer nachmittags auszukommen und auf andere Getränke ausweichen. Vegetativ labile Personen und Patienten mit Herzrhythmusstörungen, mit überaktiver Schilddrüse oder mit Magen- und Darmgeschwüren müssen ausprobieren, ob und in welcher Menge sie Kaffee – mit oder ohne Koffein – vertragen. Bei Beschwerden sollten sie jedoch darauf verzichten und vielleicht auf andere Getränke umsteigen, die keine Röststoffe enthalten.

Viele Menschen gehen davon aus, dass Tee gesünder ist als Kaffee. Besondere Wirkungen werden vor allem dem sogenannten grünen Tee zugeschrieben, der aus unfermentierten, direkt nach dem Pflücken weiterverarbeiteten Teeblättern hergestellt wird. Die beiden beliebten Getränke nehmen nicht nur in vielen Familien täglich den Kampf am Frühstückstisch auf, auch in gesundheitlicher Hinsicht sind sie schon seit vielen Jahren Kontrahenten. Doch was ist wirklich dran?

Werden bei Kaffee meist die Risiken überschätzt, sind es bei Tee die vermutlich zu hoch angesetzten Hoffnungen auf eine positive gesundheitliche Wirkung. Tatsache ist, dass auch der Tee einige Inhaltsstoffe enthält, die in gesundheitlicher Hinsicht förderlich sind, wenn das Getränk wie Kaffee in moderater Menge aufgenommen wird. Auch hier gilt natürlich wieder, dass mehr nicht mehr hilft, und gerade der zu häufige und intensive Genuss kann genau das Gegenteil bewirken, nämlich der Gesundheit schaden. In Maßen,

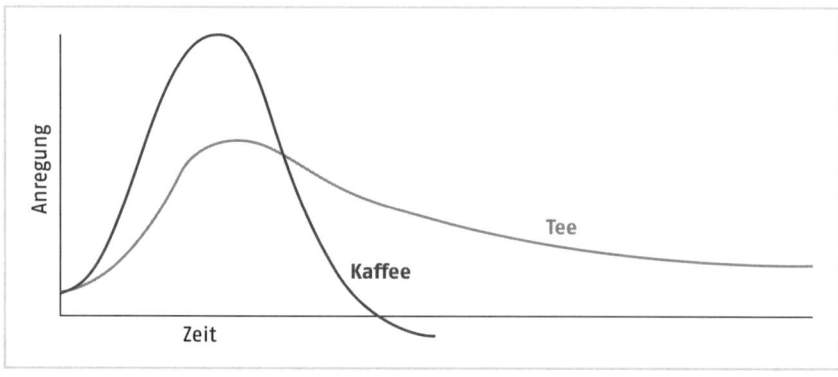

Abb. 46: Unterschiedliche Zeitverläufe der anregenden Wirkung von Kaffee und Tee

nicht in Massen genossen, haben also beide Getränke einen sinnvollen Platz in der vollwertigen Ernährung.

Obwohl schon sehr viel über die gesundheitlichen Wirkungen des Kaffees bekannt ist, gibt er den Wissenschaftlern noch viele Rätsel auf. Die Wirkungen von Kaffee werden auch weiterhin intensiv untersucht. Jedes Jahr erscheinen einige hundert neue Studien. Dadurch konnten zahlreiche Vorurteile widerlegt und positive Wirkungen nachgewiesen werden. Wir sollten auf die weitere Entwicklung gespannt sein, denn die kleine braune Bohne wird auch in Zukunft ein überaus spannendes Produkt mit vielen faszinierenden Facetten bleiben.

Wenn Sie jetzt vom Lesen der vielen Mythen und Fakten um den Kaffee, von der bewegenden Geschichte über die botanische Einordnung und den Anbau bis hin zur Bedeutung des Kaffees für die Gesellschaft mit seinen gesundheitsfördernden und präventiven Wirkungen müde geworden sind, sollten Sie ein Tässchen Kaffee trinken. Es steigert wieder Ihre geistige Leistungsfähigkeit in den nächsten Stunden und Sie können sich anderen, wichtigeren Dingen entspannt zuwenden.

Literatur

Bücher und Broschüren

Bangert, E., Mahrle, C.: Kaffee. Edition XXL, Fränkisch-Crumbach 2007

Benkert, O., Hippius, H. (Hrsg.): Kompendium der Psychiatrischen Pharmakotherapie, Kap. 16. Springer, [6]2007

Bernhardt, R., Hoffmann, S.: Die Welt des Kaffees. Spektrum, 2007

Bürger-Rasquin, R., Baker-Zöllner, T.: Schmerzen lindern, Energie steigern. Rasche Hilfe durch den Kaffee-Einlauf. Books on Demand, Norderstedt 2010

Clake, R., Macrae, R.: Coffee, Bd. 3: Physiology. Elsevier Applied Science, 1988

Clauss, S., Teufl, C.: Coffee. Alles, was man über Kaffee wissen sollte. Zabert Sandmann, München 2004

Das neue Küchenlexikon. Von Aachener Printen bis Zwischenrippenstück. dtv, München [11]2007

Deutscher Kaffeeverband (Hrsg.): Faszination Kaffee: Alles über eines der beliebtesten Getränke der Welt. Bucher, München 2012

Deutscher Kaffeeverband Hamburg (Hrsg.): Die Welt des Kaffees. Ein kompakter Überblick. Hamburg 2011

Deutscher Kaffeeverband Hamburg (Hrsg.): Kaffeewissen. Vom Anbau bis zum Endprodukt. Hamburg 2004

Deutsches Grünes Kreuz (Hrsg.): Kaffee: Wirkungen auf die Gesundheit. Marburg [3]2010

Edelbauer, L. J.: Kaffee – Alles über ein Genussmittel, das die Welt veränderte. Pichler Verlag, Wien 2003

Gallwas, J.: Kaffee in der Medizin. Ein neuer Beitrag zur Frage der Kaffeewirkung. Dr. Karl Scharping & Co. Verlag, Hamburg 1962

Hänsel, R., Pertz, H.: Pharmakognosie – Phytopharmazie: Alkaloide – Kaffee. Springer, [8]2007; S. 1456–1459

Heise, U.: Süße muss der Coffee sein! Drei Jahrhunderte europäische Kaffeekultur und die Kaffeesachsen. Museum für Geschichte der Stadt Leipzig, Leipzig 1994

Heise, U.: Kaffee und Kaffeehaus – Eine Bohne macht Kulturgeschichte. Insel, Frankfurt 1996

Heise, U.: Kaffee und Kaffeehaus: Die Geschichte des Kaffees. Insel, Frankfurt 2002

Heise, U.: Kaffeevergnügen. BuchVerlag für die Frau, Leipzig 2010

Illya, A., Viani, R.: Espresso coffee: The chemistry of quality. Academic Press, London/San Diego 1998. Zit. in: Scharf, G.: Wirkung unterschiedlicher Pflanzeninhaltsstoffe und von Kaffee auf den Glutathionmetabolismus. Dissertation, Universität Wien 2001

Jacob, H. E.: Kaffee: Die Biografie eines weltwirtschaftlichen Stoffes. Oekom, 2006

Klinke, R., Silbernagel, S. (Hrsg.): Lehrbuch der Physiologie. Thieme, Stuttgart [2]1997

Krieger, M.: Kaffee: Geschichte eines Genussmittels. 1. neue Auflage. Böhlau, Köln 2011

Kummer, F. et al.: Pharmakotherapie bronchopulmonaler Erkrankungen. Springer, Wien/New York 2000

Leeb, T.: Kaffee, das magische Elixier. Bucher, München 2008

Löscher, W. et al. (Hrsg.): Pharmakotherapie bei Haus- und Nutztieren. Zentrale Analeptika. Parey, Berlin/Hamburg 1997

Mutschler, E. et al.: Arzneimittelwirkungen. Lehrbuch der Pharmakologie und Toxikologie. Wissenschaftliche Verlagsgesellschaft, Stuttgart [9]2008

Niedobitek, C., Niedobitek, F.: Genie ohne Ruhm. Biographien von Walther Kausch, Franz Kuhn, Curt Schimmelbusch, Friedlieb Ferdinand Runge, Ernst Jeckeln, Friedrich Wegener. Jacobs Verlag, Lage 2010

Peklar, S.: Kaffee – Ein funktionelles Lebensmittel? Diplomarbeit, Wien 2001

Putz, R., Pabst, R. (Hrsg.): Sobotta – Der komplette Atlas der Anatomie des Menschen in einem Band. Urban & Fischer, München [22]2006

Rose, H. J.: Die Küchenbibel. Enzyklopädie der Kulinaristik. Tre Torri, Berlin 2007

Rothfos, J. B, Lange, H.: Kaffee – Die Zukunft. Hirzel, Stuttgart 2007

Schauder, P., Ollenschläger, G. (Hrsg.): Ernährungsmedizin. Elsevier, München [3]2006

Seehusen, H.: Kaffee – ein Genuss. Gräfe & Unzer, München [4]2008

Wechselberger, J., Hierl, T.: Das Kaffeebuch für Anfänger, Profis und Freaks. Braumüller Lesethek, 2011

Literatur und Internetadressen zu den einzelnen Kapiteln

Faszination Kaffee im Wandel der Zeiten

Andersen, A. M., Olsen, J.: The Danish National Birth Cohort: selected scientific contributions within perinatal epidemiology and future perspectives. Scand. J. Public Health 39, 7. Suppl.: 115–120 (2011)

Cornelis, M. C.: Coffee intake. Prog. Mol. Biol. Transl. Sci. 108: 293–322 (2012)

Crozier, A. et al.: Dietary phenolics: chemistry, bioavailability and effects on health. Nat. Prod. Rep. 2009 26 (8): 1001–1043 (2009)

Hečimović, I. et al.: Comparative study of polyphenols and caffeine in different coffee varieties affected by the degree of roasting. Food Chemistry 129 (3): 991–1000 (2011)

Maier, H. G.: Chemische Aspekte des Kaffees. Chemie in unserer Zeit. 18 (1): 17–23 (1984)

Michels, K. B. et al.: Coffee, tea, and caffeine consumption and breast cancer incidence in a cohort of Swedish women. Ann. Epidemiol. 12 (1): 21–26 (2002)

Selmer, D.: Biochemische Prozesse bei der Rohkaffeeaufbereitung und ihre Bedeutung für die Kaffeequalität. labor&more 6/2011: 42 (2011)

Wang, Y., Ho, C. T.: Polyphenolic chemistry of tea and coffee: a century of progress. J. Agric. Food Chem. 57 (18): 8109–8114 (2009)

http://www.tom-pauls-theater-pirna.de/index.php?node=47. Zugriff: 5.1.2013

http://www.das-kaffee-lexikon.de/Kaffeesachse.html. Zugriff: 5.1.2013

http://www.leipzig.de/de/tourist/szene/gastro/spezialitaeten/kaffee/. Zugriff: 5.1.2013

http://de.wikipedia.org/wiki/Melitta_Bentz. Zugriff: 5.1.2013

http://www.coffe-baum.de/start/index.php. Zugriff: 5.1.2013

http://de.wikipedia.org/wiki/Zum_Arabischen_Coffe_Baum. Zugriff: 5.1.2013

http://www.almut-fingerle.de/projekte_kaffeekante.htm. Zugriff: 5.1.2013

http://de.wikipedia.org/wiki/Arthur_Lutze. Zugriff: 5.1.2013

http://de.wikipedia.org/wiki/Kaffee. Zugriff: 5.1.2013

http://de.wikipedia.org/wiki/Ersatzkaffee. Zugriff: 5.1.2013

http://www.espressomaschinen-check.de/2010/01/25/kaffeezubereitung-globale-vielfalt/. Zugriff: 5.1.2013

http://www.kaffee-blog.net/kaffee-ist-kultur/. Zugriff: 5.1.2013

http://www.kaffeeverband.de/presse/zahlen-daten-fakten/258-pro-kopf-verbrauch. Zugriff: 18.11.2012

http://www.daskochrezept.de/umfrage/kaffeegenuss_17.html. Zugriff: 18.11.2012

Kaffee: Herkunft und Handelsgut

http://www.das-kaffeekontor.de/kaffee-geschichte/woher-kommt-das-beliebte-getraenk-der-deutschen-ueberhaupt/. Zugriff: 5.1.2013

http://www.das-kaffeekontor.de/kaffee-geschichte/beeinflussende-faktoren-beim-anbau-von-kaffee/. Zugriff: 18.11.2013

http://kaffee-freun.de/wie-kaffeebohnen-wachsen. Zugriff: 18.11.2012

http://wikipedia.org/wiki/Coffee. Zugriff: 5.1.2013

http://www.spillingthebeanschicago.com/history. Zugriff: 5.1.2013
http://www.drinkomat.de/kaffeeanbau_und_umwelt.html. Zugriff: 5.1.2013
http://www.kaffeeseiten.de/site/kaffeehandel.php. Zugriff: 5.1.2013
http://troll1.jimdo.com/handelsgut-kaffee/. Zugriff: 5.1.2013
http://www.ico.org/prices/po.htm. Zugriff: 5.1.2013
http://www.procafe.ch/index.cfm?parents_id=831. Zugriff: 5.1.2013
http://www.jacobsfoundation.org/cms/index.php?id=kulturgeschichtliches. Zugriff: 8.1.2013

Was steckt in einer „Kaffeebohne"?

Bernheimer, O.: Zur Kenntnis der Röstprodukte des Caffees. Monatsh. Chem. 1 (1880)
Bücking, M.: Freisetzung von Aromastoffen in Gegenwart retardierender Substanzen aus dem Kaffeegetränk. Dissertation Fachbereich Chemie, Hamburg 1999
Cornish, H., Christman, A.: A study of the metabolism of Theobromine, Theophylline and Caffeine in man. J. Biol. Chem. 228 (1): 315 (1957)
Erdmann, E.: Beitrag zur Kenntnis des Kaffeeöles. Dtsch. Chem. Ges. 35: 1846–1855 (1902)
Grosch, W.: Warum riecht Kaffee so gut? Chemie in unserer Zeit 30 (3): 126–133 (1996)
Jaeckel, H.: Studien über die Produkte der Kaffeeröstung, ein Beitrag zur Kenntnis des sogenannten Kaffeearomas (Caffeol). Chem. Zentralblatt 69: 447–448 (1898)
Maier, H. G.: Chemische Aspekte des Kaffees, Chemie in unserer Zeit 18 (1): 17–23 (1984)
Reichstein, T., Staudinger, H.: Britische Patente 246454 (1926) und 260960 (1926)
Vincent, J. C.: Green coffee processing. In: Clarke, R. J., Macrea, R. (Hrsg.) Technology. Elsevier, London/New York 1987; 1.33

http://www.das-kaffeekontor.de/kaffee-geschichte/inhaltsstoffe-kaffees/. Zugriff: 5.1.2013
http://www.ages.at/ages/ernaehrungssicherheit/thema-lebensmittel/polyzyklische-aromatische-kohlenwasserstoffe/. Zugriff: 12.9.2011
http://www.wissenschaft-online.de/abo/lexikon/bio/2102. Zugriff: 2.1.2013

Das Koffein

Anaya, A. L. et al.: Metabolism and ecology of purine alkaloids. Front Biosci. 11: 2354–2370 (2006)
Daly, J. W.: Caffeine analogs: biomedical impact. Cell Mol. Life Sci. 264 (16): 2153–2156 (2007)
Díaz-Muñoz, M., Salín-Pascual, R.: Purine molecules as hypnogenic factors role of adenosine, ATP, and caffeine. Cent. Nerv. Syst. Agents Med. Chem. 10 (4): 259–268 (2010)
Ding, X., Kaminsky, L. S.: Human extrahepatic cytochromes P450: function in xenobiotic metabolism and tissue-selective chemical toxicity in the respiratory and gastrointestinal tracts. Annu. Rev. Pharmacol. Toxicol. 43: 149–173 (2003)
Francis, S. H. et al.: Inhibition of cyclic nucleotide phosphodiesterases by methylxanthines and related compounds. Handb. Exp. Pharmacol. 200: 93–133 (2011)
Fredholm, B. B.: Are methylxanthine effects due to antagonismus of endogenous adenosine? Trends Pharmacol. Sci. 1: 129–132 (1980)
Fredholm, B. B.: Astra Award Lecture. Adenosine, adenosine receptors and the actions of caffeine. Pharmacol. Toxicol. 76 (2): 93–110 (1995)
Fredholm, B. B., Hedqvist, P.: Modulation of neurotransmission by purine nucleotides and nucleosides. Biochem. Pharmacol. 29: 1635–1643 (1980)
Guengerich, F. P. et al.: Mechanisms of cytochrome P450 1A2-mediated formation of N-hydroxy arylamines and heterocyclic amines and their reaction with guanyl residues. Princess Takamatsu Symp. 23: 78–84 (1995)
Guerreiro, S. et al.: Methylxanthines and ryanodine receptor channels. Handb. Exp. Pharmacol. 200: 135–150 (2011)
Jacobson, K. A.: Introduction to adenosine receptors as therapeutic targets. Handb. Exp. Pharmacol. 193: 1–24 (2009)

Nieber, K. et al.: Coffein: Genussmittel und Arzneistoff. Pharmazeutische Zeitung online 4/2007 (2007)
Ribeiro, J. A., Sebastião, A. M.: Caffeine and adenosine. J. Alzheimers Dis. 20, Suppl. 1: S3–15 (2010)
Ribeiro, J. A. et al.: Adenosine receptors in the nervous system: pathophysiological implications. Prog. Neurobiol. 68 (6): 377–392 (2002)

http://www.vetpharm.uzh.ch. Zugriff: 8.1.2013
http://www.ages.at/ages/ernaehrungssicherheit/thema-lebensmittel/polyzyklische-aromatische-kohlenwasserstoffe/. Zugriff: 8.1.2013
http://www.swisseduc.ch/chemie/schwerpunkte/coffein/docs/coffein.pdf. Zugriff: 18.11.2012
http://de.wikipedia.org/wiki/Coffein. Zugriff: 5.1.2013
http://de.wikipedia.org/wiki/Phosphodiesterase. Zugriff: 5.1.2013
http://medikamente.onmeda.de/Wirkstoffgruppe/Phosphodiesterasehemmer.html. Zugriff: 5.1.2013

Kaffee und Gesundheit

Beaudoin, M. S., Graham, T. E.: Methylxanthines and human health: epidemiological and experimental evidence. Handb. Exp. Pharmacol. 200: 509–548 (2011)
Butt, M. S., Sultan, M. T.: Coffee and its consumption: benefits and risks. Crit. Rev. Food Sci. Nutr. 51 (4): 363–373 (2011)
Cornelis, M. C.: Coffee intake. Prog. Mol. Biol. Transl. Sci. 108: 293–322 (2012)
Crozier, T. W. M. et al.: Espresso coffees, caffeine and chlorogenic acid intake. Potential health implications. Food and Function 3(1): 30–33 (2012)
Forth, W., Adam, O.: Coffein: Umgang mit einem Genussmittel, das auch pharmakologische Wirkungen entfalten kann. Dt. Ärztebl. 98: A-2816, B-2412, C-2242 (2001)
Higdon, J. V., Frei, B.: Coffee and health: a review of recent human research. Crit. Rev. Food Sci. Nutr. 46 (2): 101–123 (2006)

http://www.spiegel.de/gesundheit/ernaehrung/kaffee-wirkt-eher-positiv-auf-die-gesundheit-als-negativ-a-835941.html. Zugriff: 5.1.2013
http://www.welt.de/wissenschaft/article973492/Wie-gesund-ist-Kaffee-wirklich.html. Zugriff: 5.1.2013

Kaffee und Aufmerksamkeit

Brunyé, T. T. et al.: Acute caffeine consumption enhances the executive control of visual attention in habitual consumers. Brain Cogn. 74 (3): 186–192 (2010)
Brunyé, T. T. et al.: Caffeine modulates attention network function. Brain Cogn. 72 (2): 181–188 (2010)
Brunyé, T. T. et al.: Acute caffeine consumption enhances the executive control of visual attention in habitual consumers. Brain Cogn. 74 (3): 186–192 (2010)
Einöther, S. J., Giesbrecht, T.: Caffeine as an attention enhancer: reviewing existing assumptions. Psychopharmacology (Berlin) 225 (2): 251–274 (2013)
Smith, A. P. et al.: Acute effects of caffeine on attention: a comparison of non-consumers and withdrawn consumers. J. Psychopharmacol. 27 (1): 77–83 (2013)

Kaffee und Schlaf

Carrier, J. et al.: Effects of caffeine on daytime recovery sleep: A double challenge to the sleep-wake cycle in aging. Sleep Med. 10 (9): 1016–1024 (2009)
Huang, Z. L. et al.: The role of adenosine in the regulation of sleep. Curr. Top. Med. Chem. 11 (8): 1047–1057 (2011)
Ker, K. et al.: Caffeine for the prevention of injuries and errors in shift workers. Cochrane Database Syst. Rev. 2010 (5): CD008508 (2010)

Landolt, H. P.: Genotype-dependent differences in sleep, vigilance and response to stimulants. Curr. Pharm. 14: 3396–3407 (2008)

Porkka-Heiskanen, T.: Methylxanthines and sleep. Handb. Exp. Pharmacol. 200: 331–348 (2011)

Sin, C. W. et al.: Systematic review on the effectiveness of caffeine abstinence on the quality of sleep. J. Clin. Nurs. 18 (1): 13–21 (2009)

Snel, J., Lorist, M. M.: Effects of caffeine on sleep and cognition. Prog. Brain Res. 190: 105–117 (2011)

Yang, A. et al.: Genetics of caffeine consumption and responses to caffeine. Psychopharmacology (Berlin) 211 (3): 245–257 (2010)

http://de.wikipedia.org/wiki/Schlaf. Zugriff: 6.1.2013
http://www.infoquelle.de/Gesundheit/Wellness/Traum_Schlaf_Phasen.php. Zugriff: 6.1.2013
http://www.3sat.de/page/?source=/nano/medizin/151779/index.html. Zugriff: 6.1.2013
http://www.kaffee-wirkungen.de/einfluss-auf-geist-und-koerper/schlaf.html. Zugriff: 6.1.2013

Kaffee und geistige Leistungsfähigkeit

Cauli, O., Morelli, M.: Caffeine and the dopaminergic system. Behav. Pharmacol. 16 (2): 63–77 (2005)

Corley, J. et al.: Caffeine consumption and cognitive function at age 70: the Lothian Birth Cohort 1936 study. Psychosom. Med. 72 (2): 206–214 (2010)

Koppelstaetter, F. et al.: Caffeine and cognition in functional magnetic resonance imaging. J. Alzheimers Dis. 20, Suppl. 1: S71–84 (2010)

Ruijter, J. et al.: The influence of caffeine on spatial-selective attention: an event-related potential study. Clin. Neurophysiol. 111 (12): 2223–2233 (2000)

Scientific Opinion on the substantiation of health claims related to caffeine and increase in physical performance during short-term high-intensity exercise (ID 737, 1486, 1489), increase in endurance performance (ID 737, 1486), increase in endurance capacity (ID 1488) and reduction in the rated perceived exertion/effort during exercise (ID 1488, 1490) pursuant to Article 13 (1) of Regulation (EC) No 1924/2006. EFSA Journal 2011;9 (4): 2053

Scientific Opinion on the substantiation of health claims related to caffeine and increased fat oxidation leading to a reduction in body fat mass (ID 735, 1484), increased energy expenditure leading to a reduction in body weight (ID 1487), increased alertness (ID 736, 1101, 1187, 1485, 1491, 2063, 2103) and increased attention (ID 736, 1485, 1491, 2375) pursuant to Article 13 (1) of Regulation (EC) No 1924/2006. EFSA Journal 2011; 9 (4): 2054

Seidl, R. et al.: A taurine- and caffeine-containing drink stimulates cognitive performance and well-being. Amino Acids 19 (3–4): 635–642 (2000)

Xie, X. et al.: Adenosine and dopamine receptor interactions in striatum and caffeine-induced behavioral activation. Comp Med. 57 (6): 538–545 (2007)

http://de.wikipedia.org/wiki/Neuro-Enhancement. Zugriff: 6.1.2013
http://www.aerzteblatt.de/archiv/79523/Neuroenhancement-Falsche-Voraussetzungen-in-der-aktuellen-Debatte. Zugriff: 6.1.2013
https://www.wissenschaft- online.de/sixcms/media.php/976/Gehirn_und_Geist_Memorandum.pdf
http://www.coffeeandhealth.org/assets/Fact_or_Fiction.pdf. Zugriff: 6.1.2013
http://de.wikipedia.org/wiki/Scho-Ka-Kola. Zugriff: 6.1.2013

Kaffee und M. Alzheimer

Arendash, G. W., Cao, C.: Caffeine and coffee as therapeutics against Alzheimer's disease. J. Alzheimer's Dis. 20, Suppl. 1: S117–126 (2010)

Cao, C. et al.: Caffeine synergizes with another coffee component to increase plasma GCSF: linkage to cognitive benefits in Alzheimer's mice. J. Alzheimer's Dis. 25 (2): 323–335 (2011)

Corley, J. et al.: Caffeine consumption and cognitive function at age 70: the Lothian Birth Cohort 1936 study. Psychosomatic Med. 72, 206–214, (2010)

Daly, J. W.: Caffeine analogs: biomedical impact. Cell Mol. Life Sci. 64 (16): 2153–2169 (2007)

Eskelinen, M. H., Kivipelto, M.: Caffeine as a protective factor in dementia and Alzheimer's disease. J. Alzheimer's Dis. 20, Suppl. 1: 167–174 (2010)

Gelber, R. P. et al.: Coffee intake in midlife and risk of dementia and its neuropathologic correlates. J. Alzheimer's Dis. 23 (4): 607–615 (2011)

Marques, S. et al.: Modulating Alzheimer's disease through caffeine: a putative link to epigenetics. J. Alzheimer's Dis. 24, Suppl. 2: 161–171 (2011)

Rosso, A. et al.: Caffeine: neuroprotective functions in cognition and Alzheimer's disease. Am. J. Alzheimer's Dis. Other Demen. 23 (5): 417–422 (2008)

Zeitlin, R. et al.: Caffeine induces beneficial changes in PKA signaling and JNK and ERK activities in the striatum and cortex of Alzheimer's transgenic mice. Brain Res. 1417: 127–136 (2011)

http://de.wikipedia.org/wiki/Alzheimer-Krankheit. Zugriff: 6.1.2013

http://www.focus.de/gesundheit/ratgeber/gehirn/news/alzheimer-koffein-bringt-erinnerung-zurueck_aid_414459.html. Zugriff: 6.1.2013

Kaffee und M. Parkinson

Armentero, M. T. et al.: Past, present and future of A(2A) adenosine receptor antagonists in the therapy of Parkinson's. Pharmacol. Ther. 132 (3): 280–299 (2011)

Costa, J. et al.: Caffeine exposure and the risk of Parkinson's disease: a systematic review and meta-analysis of observational studies. J. Alzheimer's Dis. 20, Suppl. 1: 221–238 (2010)

Joghataie, M. T. et al.: Protective effect of caffeine against neurodegeneration in a model of Parkinson's disease in rat: behavioral and histochemical evidence. Parkinsonism Relat. Disord. 10 (8): 465–468 (2004)

Kalda, A. et al.: Novel neuroprotection by caffeine and adenosine A(2A) receptor antagonists in animal models of Parkinson's disease. J. Neurol. Sci. 248 (1–2): 9–15 (2006)

Postuma, R. B. et al.: Caffeine for treatment of Parkinson disease: a randomized controlled trial. Neurology. 79 (7): 651–658 (2012)

Prediger, R. D.: Effects of caffeine in Parkinson's disease: from neuroprotection to the management of motor and non-motor symptoms. J. Alzheimer's Dis. 20, Suppl. 1: S205–220 (2010)

Salamone, J. D. et al.: Dopamine/adenosine interactions related to locomotion and tremor in animal models: possible relevance to parkinsonism. Parkinsonism Relat. Disord. 14, Suppl. 2: S130–134 (2008)

Sichardt, K. et al.: New findings on the chemistry, pharmacology and clinical uses of purines. Pharmazie in unserer Zeit 35 (6): 547–549 (2006)

Simon, D. K. et al.: NET-D Investigators. Caffeine and progression of Parkinson disease. Clin. Neuropharmacol. 31 (4): 189–196 (2008)

Sonsalla, P. K. et al.: Delayed caffeine treatment prevents nigral dopamine neuron loss in a progressive rat model of Parkinson's disease. Exp. Neurol. 234 (2): 482–487 (2012)

Xu, K. et al.: Neuroprotection by caffeine: time course and role of its metabolites in the MPTP model of Parkinson's disease. Neuroscience 167 (2): 475–481 (2010)

http://www.aponet.de/aktuelles/forschung/2012-08-kaffee-lindert-parkinson-beschwerden.html. Zugriff: 6.1.2013

http://www.kaffee-wirkungen.de/schutz-oder-schaden/parkinson.html. Zugriff: 6.1.2013

Kaffee und psychische Erkrankungen

Broderick, P., Benjamin, A. B.: Caffeine and psychiatric symptoms: a review. J. Okla. State Med. Assoc. 97 (12): 538–542 (2004)

Broderick, P. J. et al.: Caffeine and psychiatric medication interactions: a review. J. Okla. State Med. Assoc. 98 (8): 380–384 (2005)

Hughes, J. R. et al.: Caffeine and schizophrenia. Psychiatr. Serv. 49 (11): 1415–1417 (1998)

Kruger, A.: Chronic psychiatric patients' use of caffeine: pharmacological effects and mechanisms. Psychol. Rep. 78 (3 Pt 1): 915–923 (1996)

Lara, D. R.: Caffeine, mental health, and psychiatric disorders. J. Alzheimer's Dis. 20, Suppl. 1: 239–248 (2010)

Liermann, H. R.: Caffeine. In: Smith, A. P., Jones, D. M. (Hrsg.) Handbook of human performance, Bd. 2. Academic Press, London 1992; S. 49–72

Lucas, M. et al.: Coffee, caffeine, and risk of depression among women. Arch. Intern. Med. 171 (17): 1571–1578 (2011)

Pechlivanova, D. M. et al.: Effect of long-term caffeine administration on depressive-like behavior in rats exposed to chronic unpredictable stress. Behav. Pharmacol. 23 (4): 339–347 (2012)

Rogers, P. J. et al.: Association of the Anxiogenic and Alerting Effects of Caffeine with ADORA2A and ADORA1 Polymorphisms and Habitual Level of Caffeine Consumption. Neuropsychopharmacology 35: 1973–1983 (2010)

Ruusunen, A. et al.: Coffee, tea and caffeine intake and the risk of severe depression in middle-aged Finnish men: the Kuopio Ischaemic Heart Disease Risk Factor Study. Public Health Nutr. 13 (8): 1215–1220 (2010)

Smith, A.: Effects of caffeine on human behavior. Food Chem. Toxicol. 40 (9): 1243–1255 (2002)

Vilarim, M. M. et al.: Caffeine challenge test and panic disorder: a systematic literature review. Expert. Rev. Neurother. 11 (8): 1185–1195 (2011)

Whalen, D. J. et al.: Caffeine consumption, sleep, and affect in the natural environments of depressed youth and healthy controls. J. Pediatr. Psychol. 33 (4): 358–367 (2008)

Woitzek, K.: Caffeine consumption in women may reduce the risk of depression. Praxis 101 (1): 61–62 (2012)

http://www.uni-wuerzburg.de/sonstiges/meldungen/single/artikel/angst-vor/. Zugriff: 6.1.2013

http://www.heilpraxisnet.de/naturheilpraxis/angst-durch-kaffee-0916.php. Zugriff: 6.1.2013

http://www.aphs.ch/d/wissen/nadf/index.asp?page=Panikattacken+durch+Koffein%3F. Zugriff: 6.1.2013

http://www.focus.de/gesundheit/ratgeber/depression/news/schutz-durch-koffein-vier-tassen-kaffee-gegen-depressionen_aid_669404.html. Zugriff: 6.1.2013

http://www.heilpraxisnet.de/naturheilpraxis/weniger-depressionen-durch-kaffee-17716.php. Zugriff: 6.1.2013

Kaffee und Schmerz

Dahanuka, S. A.: Bioavailability of aspirin and interacting influence of caffeine. Indian J. Med. Res. 68: 844–848 (1978)

Diener, H. C. et al.: The fixed combination of acetylsalicylic acid, paracetamol and caffeine is more effective than single substances and dual combination for the treatment of headache: a multi-centre, randomized, double-blind, single-dose, placebo-controlled parallel group study. Cephalalgia 5: 776–787 (2005)

Feinstein, A. R. et al.: Do caffeine-containing analgesics promote dependence? A review and evaluation. Clin. Pharmacol. Ther. 68 (5): 457–467 (2000)

Fiebich, B. L. et al.: Effects of caffeine and paracetamol alone or in combination with acetylsalicylic acid on prostaglandin E(2) synthesis in rat microglial cells. Neuropharmacology 39 (11): 2205–2213 (2000)

Fiebich, B. L. et al.: Modulation of catecholamine release from rat striatal slices by the fixed combination of aspirin, paracetamol and caffeine. Pharmacol. Res. 53 (4): 391–396 (2006)

Goldstein, J. et al.: Acetaminophen, aspirin, and caffeine versus sumatriptan succinate in the early treatment of migraine: results from the ASSET trial. Headache 45 (8): 973–982 (2005)

Goldstein, J. et al.: Acetaminophen, aspirin, and caffeine in combination versus ibuprofen for acute migraine: results from a multicenter, double-blind, randomized, parallel-group, single-dose, placebo-controlled study. Headache 46 (3): 444–453 (2006)

Hughes, J. R. et al.: Should caffeine abuse, dependence, or withdrawal be added to DSM-IV and ICD-10? Am. J. Psychiatry 149 (1): 33–40 (1992)

Monographie: Paracetamol plus Coffein in fixer Kombination. Bundesanzeiger Nr. 209 vom 8.11.1988

Monographie: Acetylsalicylsäure plus Coffein in fixer Kombination. Bundesanzeiger Nr. 31 vom 15.2.1994

Nehlig, A., Boyet, S.: Dose-response study of caffeine effects on cerebral functional activity with a specific focus on dependence. Brain Res. 858: 71–77 (2001)

O'Connor, P. J. et al.: Dose-dependent effect of caffeine on reducing leg muscle pain during cycling exercise is unrelated to systolic blood pressure. Pain 109: 291–298 (2004)

Pfaffenrath, V. et al.: OTC analgesics in headache treatment: open-label phase vs randomized double-blind phase of a large clinical trial. Headache 49 (5): 638–645 (2009)

Sawynok, J.: Adenosine receptor activation and nociception. Eur. J. Pharmacol. 317: 1–11 (1998)

Sawynok, J., Yaksh, T. L.: Caffeine as an analgesic adjuvant: a review of pharmacology and mechanisms of action. Pharmacol. Rev. 45: 43–85 (1993)

Tukker, J. J. et al.: Bioavailability of paracetamol after oral administration to healthy volunteers. Influence of caffeine on rate and extent of absorption. Pharm. Weekbl. Sci. 8: 239–243 (1986)

S2-Leitlinie Die Begutachtung von idiopathischen und symptomatischen Kopfschmerzen der Deutschen Migräne- und Kopfschmerzgesellschaft (DMKG). In: AWMF online (Stand 2009) http://www.reha-recht.de/fileadmin/user_upload/Downloads/Infothek/Sozialmedizin/Begutachtung-von-Schmerz_AWMF_ll_030-102.pdf. Zugriff: 6.1.2013

http://www.dgn.org/images/stories/dgn/leitlinien/LL2008/ll08kap_060.pdf. Zugriff: 6.1.2013

http://www.dgn.org/images/stories/dgn/leitlinien/LL2008/ll08kap_058.pdf. Zugriff: 6.1.2013

http://ihs-classification.org/de/. Zugriff: 6.1.2013

http://www.dmkg.de/. Zugriff: 6.1.2013

http://de.wikipedia.org/wiki/Migr%C3%A4ne. Zugriff: 6.1.2013

http://de.wikipedia.org/wiki/Coca-Cola. Zugriff: 6.1.2013

http://www.pharmazeutische-zeitung.de/index.php?id=37762. Zugriff: 6.1.2013

http://www.shortnews.de/id/493724/uberma%C3%9Figer-cola-genuss-fuhrt-bei-kindern-zu-kopfschmerzen. Zugriff: 6.1.2013

Kaffee und Asthma

Al-Wadei, H. A. et al.: Caffeine stimulates the proliferation of human lung adenocarcinoma cells and small airway epithelial cells via activation of PKA, CREB and ERK1/2. Oncol. Rep. 15 (2): 431–435 (2006)

Bara, A. I., Barley, E. A.: Caffeine for asthma. Cochrane Database Syst. Rev. 2001 (4): CD001112. Review (2001)

Bukowskyj, M., Nakatsu, K.: The bronchodilator effect of caffeine in adult asthmatics. Am. Rev. Respir. Dis. 135 (1): 173–175 (1987)

Crivelli, M. et al.: Effect of dietary caffeine on airway reactivity in asthma. Respiration 50 (4): 258–264 (1986)

Duffy, P., Phillips, Y. Y.: Caffeine consumption decreases the response to bronchoprovocation challenge with dry gas hyperventilation. Chest 99 (6): 1374–1377 (1991)

Gong, H. Jr. et al.: Bronchodilator effects of caffeine in coffee. A dose-response study of asthmatic subjects. Chest 89 (3): 335–342 (1986)

Henderson, J. C. et al.: Decrease of histamine induced bronchoconstriction by caffeine in mild asthma. Thorax 48 (8): 824–826 (1993)

Kassim, Z. et al.: Effect of caffeine on respiratory muscle strength and lung function in prematurely born, ventilated infants. Eur. J. Pediatr. 168 (12): 1491–1495 (2009)

Kivity, S. et al.: The effect of caffeine on exercise-induced bronchoconstriction. Chest 97 (5): 1083–1085 (1990)

Pagano, R. et al.: Coffee drinking and prevalence of bronchial asthma. Chest 94 (2): 386–389 (1988)

Schwartz, J., Weiss, S. T.: Caffeine intake and asthma symptoms. Ann. Epidemiol. 2 (5): 627–635 (1992)

Taylor, E. S. et al.: Effect of caffeine ingestion on exhaled nitric oxide measurements in patients with asthma. Am. J. Respir. Crit. Care Med. 169 (9): 1019–1021 (2004)

VanHaitsma, T. A. et al.: Comparative effects of caffeine and albuterol on the bronchoconstrictor response to exercise in asthmatic athletes. Int. J. Sports Med. 31 (4): 231–236 (2010). Erratum in: Int. J. Sports Med. 31 (6): 439 (2010)

Welsh, E. J. et al.: Caffeine for asthma. Cochrane Database Syst. Rev. 2010 (1): CD001112 (2010)

http://www.kaffee-wirkungen.de/schutz-oder-schaden/asthma.html. Zugriff: 6.1.2013

http://www.focus.de/gesundheit/ratgeber/asthma/symptome/allergie/doch-unbedenklich_aid_8078.html. Zugriff: 6.1.2013

http://de.wikipedia.org/wiki/Theophyllin. Zugriff: 6.1.2013

http://de.wikipedia.org/wiki/Jakob_P%C3%A1ll. Zugriff: 6.1.2013

http://de.wikipedia.org/wiki/Paul_Trendelenburg. Zugriff: 6.1.2013

http://earthnews.pinaymom.org/tag/flu/. Zugriff: 6.1.2013

Kaffee und Herz-Kreislauf-System

Andersen, L. F. et al.: Consumption of coffee is associated with reduced risk of death attributed to inflammatory and cardiovascular disease in the Iowa Women's Health Study. Am. J. Clin. Nurt. 83: 1039–1046 (2006)

Conde, S. V. et al.: Chronic caffeine intake decreases circulating catecholamines and prevents diet-induced insulin resistance and hypertension in rats. Br. J. Nutr. 107 (1): 86–95 (2012)

Conde, S. V. et al.: Effect of chronic caffeine intake on carotid body catecholamine dynamics in control and chronically hypoxic rats. Adv. Exp. Med. Biol. 758: 315–323 (2012)

Culić, V.: Coffee and myocardial infarction. Epidemiology 18 (2): 282–283 (2007)

De Koning Gans, J. M. et al.: Tea and coffee consumption and cardiovascular morbidity and mortality. Arterioscler. Thromb. Vasc. Biol. 30 (8): 1665–1671 (2010)

Enga, K. F. et al.: Coffee consumption and the risk of venous thromboembolism: the Tromsø study. J. Thromb. Haemost. 9 (7): 1334–1339 (2011)

Giggey, P. P. et al.: Greater coffee intake in men is associated with steeper age-related increases in blood pressure. Am. J. Hypertens. 24 (3): 310–315 (2011)

Greenberg, J. A. et al.: Caffeinated coffee consumption, cardiovascular disease, and heart valve disease in the elderly (from the Framingham Study). Am. J. Cardiol. 102 (11): 1502–1508 (2008)

Gronroos, N. N., Alonso, A.: Diet and risk of atrial fibrillation. Circ. J. 74 (19): 2929–2938 (2010)

Jee, S. H. et al.: The effect of chronic coffee drinking on blood pressure: a meta-analysis of controlled clinical trials. Hypertension 33 (2): 647–652 (1999)

Jee, S. H. et al.: Coffee consumption and serum lipids: a meta-analysis of randomized controlled clinical trials. Am. J. Epidemiol. 153 (4): 353–362 (2001)

Klatsky, A. L. et al.: Coffee, caffeine, and risk of hospitalization for arrhythmias. Perm J. 115 (3): 19–25 (2011)

Larsson, S. C., Orsini, N.: Coffee Consumption and Risk of Stroke: A Dose-Response Meta-Analysis of Prospective Studies. Am. J. Epidemiol. 174 (9): 993–1001 (2011)

Lopez-Garcia, E. et al.: Coffee consumption and mortality in women with cardiovascular disease. Am. J. Clin. Nutr. 94 (1): 218–224 (2011)

Lopez-Garcia, E.: Coffee consumption, myocardial infarction and stroke: what is the association? Women's Health (London) 7 (3): 265–267 (2011)

Mesas, A. E. et al.: The effect of coffee on blood pressure and cardiovascular disease in hypertensive individuals: a systematic review and meta-analysis. Am. J. Clin. Nutr. 94 (4): 1113–1126 (2011)

Mukamal, K. J. et al.: Caffeinated coffee consumption and mortality after acute myocardial infarction. Am. Heart J. 147 (6): 999–1004 (2004)

Mukamal, K. J. et al.: Coffee consumption and mortality after acute myocardial infarction: the Stockholm Heart Epidemiology Program. Am. Heart J. 157 (3): 495–501 (2009)

Myers, M. G.: Caffeine and cardiac arrhythmias. Ann. Intern. Med. 114 (2): 147–150 (1991)

Myers, M. G.: Effect of caffeine on blood pressure beyond the laboratory. Hypertension 43 (4): 724–725 (2004)

Reis, J. P. et al.: Coffee, decaffeinated coffee, caffeine, and tea consumption in young adulthood and atherosclerosis later in life: the CARDIA study. Arterioscler. Thromb. Vasc. Biol. 30 (10): 2059–2066 (2010)

Richardson, T. et al.: Randomized control trial investigating the influence of coffee on heart rate variability in patients with ST-segment elevation myocardial infarction. QJM 102 (8): 555–561 (2009)

Van Dam, R. M.: Coffee consumption and risk of type 2 diabetes, cardiovascular diseases, and cancer. Appl. Physiol. Nutr. Metab. 33: 1269–1283 (2008)

http://de.wikipedia.org/wiki/Arterielle_Hypertonie. Zugriff: 6.1.2013

http://www.heilpraxisnet.de/naturheilpraxis/studie-kaffee-und-tee-sind-gut-fuers-herz-3564.php. Zugriff: 6.1.2013

http://www.br.de/fernsehen/bayerisches-fernsehen/sendungen/gesundheit/themenuebersicht/ernaehrung/kaffee-krebs-herzerkrankungen-herz-diabetes100.html. Zugriff: 6.1.2013

http://www.lifeline.de/krankheiten/herz-kreislauf/herzkrankheit-nicht-durch-kaffee-gefoerdert-id33499.html. Zugriff: 6.1.2013

http://www.herzstiftung.de/Bluthochdruck.html?et_cid=5&et_lid=14515&et_sub=BHD_Kaffee%20Blutdruck. Zugriff: 6.1.2013

http://www.hier-luebeck.de/2012/05/kaffee-senkt-schlaganfallrisiko-herz-kreislauf-system-nicht-beeintrachtigt-drei-tassen-gesund/. Zugriff: 6.1.2013

Kaffee und Diabetes

Battram, D. S. et al.: The effect of caffeine on glucose kinetics in humans – influence of adrenaline. J. Physiol. 569 (Pt 1): 347–355 (2005)

Floegel, A. et al.: Coffee consumption and risk of chronic disease in the European Prospective Investigation into Cancer and Nutrition (EPIC)-Germany study. Am. J. Clin. Nutr. 95 (4): 901–908 (2012)

Huxley, R. et al.: Coffee, decaffeinated coffee, and tea consumption in relation to incident type 2 diabetes mellitus: a systematic review with meta-analysis. Arch. Intern. Med. 169 (22): 2053–2063 (2009)

Imatoh, T. et al.: Coffee consumption but not green tea consumption is associated with adiponectin levels in Japanese males. Eur. J. Nutr. 50 (4): 279–284 (2011)

Kempf, K., Martin, S.: Kaffee und Diabetes. Med. Klin. (München) 105 (12): 910–915 (2010)

Kempf, K. et al.: Effects of coffee consumption on subclinical inflammation and other risk factors for type 2 diabetes: a clinical trial. Am. J. Clin. Nutr. 91 (4): 950–957 (2010)

Kurth, B. M.: Der Bundes-Gesundheitssurvey – Baustein der Gesundheitssurveillance in Deutschland. Beiträge zur Gesundheitsberichterstattung des Bundes. Robert Koch-Institut, Berlin 2002 (online, abgerufen am 11.9.2012)

Loopstra-Masters, R. C. et al.: Associations between the intake of caffeinated and decaffeinated coffee and measures of insulin sensitivity and beta cell function. Diabetologia 54 (2): 320–328 (2011)

Mitchell, F.: Diabetes: Drink coffee or tea to reduce risk of type 2 diabetes mellitus? Nat. Rev. Endocrinol. Epub 4.12.2012

Odegaard, A. O. et al.: Coffee, tea, and incident type 2 diabetes: the Singapore Chinese Health Study. Am. J. Clin. Nutr. 88 (4): 979–985 (2008)

Ohnaka, K. et al.: Effects of 16-week consumption of caffeinated and decaffeinated instant coffee on glucose metabolism in a randomized controlled trial. J. Nutr. Metab. 35 (8): 825–831 (2012)

Pereira, M. A. et al.: Coffee consumption and risk of type 2 diabetes mellitus: an 11-year prospective study of 28 812 postmenopausal women. Arch. Intern. Med. 166 (12): 1311–1316 (2006)

Rebello, S. A. et al.: Coffee and tea consumption in relation to inflammation and basal glucose metabolism in a multi-ethnic Asian population: a cross-sectional study. Nutr. J. 10: 61 (2011)

Robinson, L. E. et al.: Caffeine ingestion before an oral glucose tolerance test impairs blood glucose management in men with type 2 diabetes. J. Nutr. 134 (10): 2528–2533 (2004)

Tunnicliffe, J. M., Shearer, J.: coffee, glucose homeostasis, and insulin resistance: physiological mechanisms and mediators. Appl. Physiol. Nutr. Metab. 33: 1290–1300 (2008)

Wedick, N. M. et al.: Effects of caffeinated and decaffeinated coffee on biological risk factors for type 2 diabetes: a randomized controlled trial. Nutr. J. 10: 93 (2011)

Williams, C. J. et al.: Coffee consumption is associated with higher plasma adiponectin concentrations in women with or without type 2 diabetes: a prospective cohort study. Diabetes Care 31 (3): 504–507 (2008)

http://www.diabetiker-infonetz.de/ernaehrung/kaffeegenuss-was-diabetiker-beruecksichtigen-sollten.html. Zugriff: 7.1.2013

http://www.diabetesgate.de/ernaehrung/2012/kaffe_neue_studien_7414.php. Zugriff: 7.1.2013

http://www.vcell.de/gesundheitspark/gesundheitspark-diabetes-zwei-ursachen-eine-krankheit/. Zugriff: 18.11.2012

http://www.diabetes-ratgeber.net/Ernaehrung/Senkt-Kaffee-das-Diabetesrisiko-115817.html. Zugriff: 7.1.2013

http://www.kaffee-wirkungen.de/schutz-oder-schaden/diabetes.html. Zugriff: 7.1.2013

http://www.dradio.de/dkultur/sendungen/mahlzeit/1706256/. Zugriff: 7.1.2013

http://www.netzwerk-frauengesundheit.com/kaffee-gut-fur-die-gesundheit/. Zugriff: 7.1.2013

http://www.vcell.de/gesundheitspark/gesundheitspark-diabetes-zwei-ursachen-eine-krankheit/. Zugriff: 18.11.2012

Kaffee und Magen-Darm-Trakt

Boekema, P. J. et al.: Coffee and gastrointestinal function: facts and fiction. A review. Scand J. Gastroenterol. Suppl. 230: 35–39 (1999)

Boekema, P. J. et al.: Effect of coffee on motor and sensory function of proximal stomach. Dig. Dis. Sci. 46 (5): 945–951 (2001)

Dinoso, V. P.: The effect of alcohol, tobacco, and coffee on the gastric mucosa. Gastroenterol. Clin. Biol. 9 (12 Pt 2): 84–87 (1985)

Ehrlich, A. et al.: Effect of differently processed coffee on the gastric potential difference and intragastric pH in healthy volunteers. Methods Find. Exp. Clin. Pharmacol. 20 (2): 155–161 (1998)

Layer, P. et al.: S3-Leitlinie Reizdarmsyndrom: Definition, Pathophysiologie, Diagnostik und Therapie. Gemeinsame Leitlinie der Deutschen Gesellschaft für Verdauungs- und Stoffwechselkrankheiten (DGVS) und der Deutschen Gesellschaft für Neurogastroenterologie und Motilität (DGNM). Z. Gastroenterol. 49: 237–293 (2011)

Lien, H. C. et al.: The effect of coffee on gastric emptying. Nucl. Med. Commun. 16 (11): 923–926 (1995)

Marotta, R. B., Floch, M. H.: Diet and nutrition in ulcer disease. Med. Clin. North Am. 75 (4): 967–979 (1991)

Rubach, M. et al.: Multi-parametric approach to identify coffee components that regulate mechanisms of gastric acid secretion. Mol. Nutr. Food Res. 56 (2): 325–335 (2012)

http://www.kaffee-wirkungen.de/schutz-oder-schaden/magen-darm-trakt.html. Zugriff: 7.1.2013

Kaffee und Osteoporose

Barger-Lux, M. J. et al.: Effects of moderate caffeine intake on the calcium economy of premenopausal women. Am. J. Clin. Nutr. 52 (4): 722–725 (1990). Erratum in: Am. J. Clin. Nutr. 53 (1): 182 (1991)

Grainge, M. J. et al.: Cigarette smoking, alcohol and caffeine consumption, and bone mineral density in postmenopausal women. The Nottingham EPIC Study Group. Osteoporos. Int. 8 (4): 355–363 (1998)

Heaney, R. P.: Effects of caffeine on bone and the calcium economy. Food Chem. Toxicol. 40 (9): 1263–1270 (2002)

Wetmore, C. M. et al.: Association between caffeine intake and bone mass among young women: potential effect modification by depot medroxyprogesterone acetate use. Osteoporos. Int. 19 (4): 519–527 (2008)

http://www.neuro24.de/show_glossar.php?id=1264. Zugriff: 18.11.2012
http://osteoporose.msd.de/tun/rich_2300.html. Zugriff: 7.1.2013
http://www.ernaehrung.de/tipps/osteoporose/osteo12.php. Zugriff: 7.1.2013

Kaffee und Gallensteine

Ishizuk, H. et al.: Relation of coffee, green tea, and caffeine intake to gallstone disease in middle-aged Japanese men. Eur. J. Epidemiol. 18 (5): 401–405 (2003)

Leitzmann, M. F. et al.: A prospective study of coffee consumption and the risk of symptomatic gallstone disease in men. JAMA 281 (22): 2106–2112 (1999)

Leitzmann, M. F. et al.: Coffee intake is associated with lower risk of symptomatic gallstone disease in women. Gastroenterology 123 (6): 1823–1830 (2002)

Lillemoe, K. D. et al.: Caffeine prevents cholesterol gallstone formation. Surgery 106 (2): 400–406 (1989)

Walcher, T. et al.: EMIL Study Group. The effect of alcohol, tobacco and caffeine consumption and vegetarian diet on gallstone prevalence. Eur. J. Gastroenterol. Hepatol. 22 (11): 1345–1351 (2010)

http://gesundheitsratgeber-gallensteine.de/buch/ernaehrung.htm. Zugriff: 7.1.2013
http://www.kaffee-wirkungen.de/schutz-oder-schaden/gallensteine.html. Zugriff: 7.1.2013
http://www.naturheilt.com/Inhalt/Gallensteine.htm. Zugriff: 7.1.2013

Kaffee und die Leber

Cadden, I. S. et al.: Review article: possible beneficial effects of coffee on liver disease and function. Aliment. Pharmacol. Ther. 26 (1): 1–8 (2007)

Chan, E. S. et al.: Adenosine A2A receptors play a role in the pathogenesis of hepatic cirrhosis. Brit. J. Pharmacol. 148: 1144–1155 (2006)

Fujise, Y. et al.: Preventive effect of caffeine and curcumin on hepato-carcinogenesis in dimethyl-nitrosamine-induced rats. Int. J. Oncol. 40 (6): 1779–1788 (2012)

Klemmer, I. et al.: Oral application of 1,7-dimethylxanthine (paraxanthine) attenuates the formation of experimental cholestatic liver fibrosis. Hepatol. Res. 41 (11): 1094–1109 (2011)

Leung, W. W. et al.: Moderate coffee consumption reduces the risk of hepatocellular carcinoma in hepatitis B chronic carriers: a case-control study. J. Epidemiol. Community Health 65 (6): 556–558 (2011)

Masterton, G. S, Hayes, P. C.: Coffee and the liver: a potential treatment for liver disease? Eur. J. Gastroenterol. Hepatol. 22 (11): 1277–1283 (2010)

Modi, A. A. et al.: Increased caffeine consumption is associated with reduced hepatic fibrosis. Hepatology 51 (1): 201–209 (2010)

Molloy, J. W. et al.: Association of coffee and caffeine consumption with fatty liver disease, nonalcoholic steatohepatitis, and degree of hepatic fibrosis. Hepatology 55 (2): 429–436 (2012)

Muriel, P., Arauz, J.: Coffee and liver diseases. Fitoterapia 81 (5): 297–305 (2010)

Ruhl, C. E., Everhart, J. E.: Coffee and tea consumption are associated with a lower incidence of chronic liver disease in the United States. Gastroenterology 129: 1928–1936 (2005)

http://www.kaffee-wirkungen.de/aktuelles/wie-kaffee-die-leber-schuetzt.html
http://www.focus.de/gesundheit/ratgeber/verdauung/leber/koffein-kaffee-schuetzt-die-leber_aid_312488.html
http://www.kaffee-wirkungen.de/aktuelles/kaffee-trinken-hilft-bei-leberschaeden.html

Kaffee und die Niere

Bolignano, D. et al.: Caffeine and the kidney: what evidence right now? J. Ren. Nutr. 17 (4): 225–234 (2007)

Fox, J. M., Siebers, U.: Caffeine as a promoter of analgesic-associated nephropathy – where is the evidence? Fundam. Clin. Pharmacol. 17 (3): 377–392 (2003)

Osswald, H., Schnermann, J.: Methylxanthines and the kidney. Handb. Exp. Pharmacol. 200: 391–412 (2011)

Saito, M. et al.: Coffee consumption and cystatin-C-based estimated glomerular filtration rates in healthy young adults: results of a clinical trial. J. Nutr. Metab. 14 (7–8): 756–760 (2011)

Vendramini, L. C. et al.: Caffeine intake by patients with autosomal dominant polycystic kidney disease. Braz. J. Med. Biol. Res. 45 (9): 834–840 (2012)

http://www.dge.de/modules.php?name=News&file=article&sid=412. Zugriff: 7.1.2013
http://www.kaffeeseiten.de/site/dehydriert.php. Zugriff: 7.1.2013
http://www.benjamin-hohlmann.de/kaffee-zitate-eine-sammlung/. Zugriff: 7.1.2013

Kaffee und Tumorerkrankungen

Arab, L.: Epidemiologic evidence on coffee and cancer. Nutr. Cancer 62 (3): 271–283 (2010)

Bågeman, E. et al.: Coffee consumption and CYP1A2*1F genotype modify age at breast cancer diagnosis and estrogen receptor status. Cancer Epidemiol. Biomarkers Prev. 17 (4): 895–901 (2008)

Bravi, F. et al.: Coffee drinking and hepatocellular carcinoma: an update. Hepatology 50 (4): 1317–1318 (2009)

Conney, A. H. et al.: Inhibition of UVB-Induced Nonmelanoma Skin Cancer: A Path from Tea to Caffeine to Exercise to Decreased Tissue Fat. Top. Curr. Chem. 329: 61–72 (2013)

Honjo, S. et al.: Coffee consumption and serum aminotransferases in middle-aged Japanese men. J. Clin. Epidemiol. 54 (8): 823–829 (2001)

Kotani, K. et al.: JACC Study Group. Serum adiponectin multimer complexes and liver cancer risk in a large cohort study in Japan. Asian Pac. J. Cancer Prev. 10, Suppl.: 87–90 (2009)

La Vecchia, C.: Coffee, liver enzymes, cirrhosis and liver cancer. J. Hepatol. 42 (4): 444–446 (2005)

La Vecchia, C., Tavani, A.: Coffee and cancer risk: an update. Eur. J. Cancer Prev. 16 (5): 385–389 (2007)

Masterton, G. S., Hayes, P. C.: Coffee and the liver: a potential treatment for liver disease? Eur. J. Gastroenterol. Hepatol. 22 (11): 1277–1283 (2010)

Muriel, P., Arauz, J.: Coffee and liver diseases. Fitoterapia 81 (5): 297–305 (2010)

Nkondjock, A.: Coffee consumption and the risk of cancer: an overview. Cancer Lett. 277 (2): 121–125 (2009)

Ohta, A., Sitkovsky, M.: Methylxanthines, inflammation, and cancer: fundamental mechanisms. Handb. Exp. Pharmacol. 200: 469–481 (2011)

Van Dam, R. M.: Coffee consumption and risk of type 2 diabetes, cardiovascular diseases, and cancer. Appl. Physiol. Nutr. Metab. 33 (6): 1269–1283 (2008)

http://www.aok.de/bundesweit/gesundheit/essen-trinken-ernaehrung-kaffee-8477.php. Zugriff:
7.1.2013
http://www.kaffee-wirkungen.de/schutz-oder-schaden/krebs.html. Zugriff: 7.1.2013
http://www.meduniwien.ac.at/krebsforschung/forschung/wissenswertes-zur-krebserkrankung/
krebsrisikofaktoren-und-praevention/kaffee-und-krebs/de/. Zugriff: 7.1.2013
http://www.focus.de/gesundheit/ratgeber/krebs/news/mit-koffein-gegen-tumore-drei-tassen-
kaffee-schuetzen-vor-hautkrebs_aid_677929.html. Zugriff 7.1.2013
http://www.tumorregister-muenchen.de/literature/2005_metastas-mammaca.pdf. Zugriff: 7.1.2013

Kaffee und Schwangerschaft

Boylan, S. M. et al.: Does Nausea and Vomiting of Pregnancy Play a Role in the Association Found
Between Maternal Caffeine Intake and Fetal Growth Restriction? Matern. Child Health J. Epub
29.5.2012
Browne, M. L. et al.: Maternal caffeine intake and risk of selected birth defects in the National Birth
Defects Prevention Study. Birth Defects Res. A. Clin. Mol. Teratol. 91 (2): 93–101 (2011)
Buscicchio, G. et al.: The effects of maternal caffeine and chocolate intake on fetal heart rate. J.
Matern. Fetal Neonatal Med. 25 (5): 528–530 (2012)
Conde, A. et al.: Maternal coffee intake and associated risk factors: effects on fetal growth and
activity. Acta Med. Port. 24 (2): 241–248 (2011)
Jarosz, M. et al.: Maternal caffeine intake and its effect on pregnancy outcomes. Eur. J. Obstet.
Gynecol. Reprod. Biol. 160 (2): 156–160 (2012)
Laughon, S. K. et al.: Caffeine and insulin resistance in pregnancy. Am. J. Perinatol. 28 (7): 571–578
(2011)
Loomans, E. M. et al.: Caffeine intake during pregnancy and risk of problem behavior in 5- to
6-year-old children. Pediatrics 130 (2): e305–313 (2012)
Milne, E. et al.: Maternal consumption of coffee and tea during pregnancy and risk of childhood
ALL: results from an Australian case-control study. Cancer Causes Control 22 (2): 207–218 (2011)
Santos, I. S. et al.: Maternal caffeine consumption and infant nighttime waking: prospective cohort
study. Pediatrics 129 (5): 860–868 (2012)

http://www.spiegel.de/gesundheit/schwangerschaft/keine-schlafstoerungen-bei-koffein-in-schwan-
gerschaft-und-stillzeit-a-835978.html. Zugriff: 7.1.2013
http://www.urbia.de/magazin/schwangerschaft/gesundheit-und-ernaehrung/schwanger-wie-viel-
kaffee-ist-okay. Zugriff: 7.1.2013
http://www.dge.de/modules.php?name=News&file=article&sid=788. Zugriff: 7.1.2013
http://www.netmoms.de/magazin/schwangerschaft/was-darf-man-in-der-schwangerschaft/kaffee-
in-der-schwangerschaft/. Zugriff: 7.1.2013
http://schwangerschaft.erdbeerlounge.de/Kaffee--wie-viel-ist-erlaubt_a128/site1-0. Zugriff: 7.1.2013

Kaffee und Kinder

Committee on Nutrition and the Council on Sports Medicine and Fitness: Sports drinks and ener-
gy drinks for children and adolescents: are they appropriate? Pediatrics 127 (6): 1182–1189 (2011)
Gunja, N., Brown, J. A.: Energy drinks: health risks and toxicity. Med. J. Aust. 196 (1): 46–49 (2012)
Temple, J. L.: Caffeine use in children: what we know, what we have left to learn, and why we should
worry. Neurosci. Biobehav. Rev. 33 (6): 793–806 (2009)
Warzak, W. J. et al.: Caffeine consumption in young children. J. Pediatr. 158 (3): 508–509 (2011)

http://www.kinderaerzte-im-netz.de/bvkj/aktuelles1/show.php3?id=3453&nodeid=26. Zugriff:
7.1.2013
http://www.grundschulernaehrung.bayern.de/katalog/koffei05.htm. Zugriff: 7.1.2013
http://www.aerzteblatt.de/nachrichten/43975. Zugriff: 7.1.2013

Kaffee und Sport

Burke, L. M.: Caffeine and sports performance. Appl. Physiol. Nutr. Metab. 33 (6): 1319–1334 (2008)

Costill, D. L. et al.: Effects of caffeine ingestion on metabolism and exercise performance. Med. Sci. Sports 10 (3): 155–158 (1978)

Cox, G. R. et al.: Effect of different protocols of caffeine intake on metabolism and endurance performance. J. Appl. Physiol. 93 (3): 990–999 (2002)

Goldstein, E. R. et al.: International society of sports nutrition position stand: caffeine and performance. J. Int. Soc. Sports Nutr. 7 (1): 5 (2010)

Graham, T. E. et al.: Does caffeine alter muscle carbohydrate and fat metabolism during exercise? Appl. Physiol. Nutr. Metab. 33 (6): 1311–1318 (2008)

Lamina, S., Musa, D. I.: Ergogenic effect of varied doses of coffee-caffeine on maximal aerobic power of young African subjects. Afr. Health Sci. 9 (4): 270–274 (2009)

McLellan, T. M., Bell, D. G.: The impact of prior coffee consumption on the subsequent ergogenic effect of anhydrous caffeine. Int. J. Sport Nutr. Exerc. Metab. 14 (6): 698–708 (2004)

Nehlig, A., Debry, G.: Caffeine and sports activity: a review. Int. J. Sports Med. 15 (5): 215–223 (1994)

Spriet, L. L. et al. (Hrsg.): Nutrition in sport. Blackwell Science, Oxford 2000; S. 379–392, zit. in: Kaffee: geschmackvoller Muntermacher, nutritio, 45-1/02, S. 6

Tsuda, S. et al.: Coffee polyphenol caffeic acid but not chlorogenic acid increases 5'AMP-activated protein kinase and insulin-independent glucose transport in rat skeletal muscle. J. Nutr. Biochem. 23 (11): 1403–1409 (2012)

Tunnicliffe, J. M. et al.: Consumption of dietary caffeine and coffee in physically active populations: physiological interactions. Appl. Physiol. Nutr. Metab. 33 (6): 1301–1310 (2008)

http://www.online-artikel.de/article/kaffee-und-sport-ist-diese-kombination-gesund-2891-1.html
http://www.fitforfun.de/sport/weitere-sportarten/tasse-kaffee-vor-dem-sport-schmerzlinderung-durch-koffein_aid_7865.html
http://www.kaffee-wirkungen.de/einfluss-auf-geist-und-koerper/physische-leistungsfaehigkeit-und-sport.html
https://www.loox.com/einblicke/gesunde-ernaehrung/legales-doping-kaffee-beim-sport

Kaffee und Abhängigkeit

Nehlig, A.: Are we dependent upon coffee and caffeine? A review on human and animal data. Neurosci. Biobehav. Rev. 23 (4): 563–576 (1999)

Ramalakshmi, K., Raghavan, B.: Caffeine in coffee: its removal. Why and how? Crit. Rev. Food Sci. Nutr. 39 (5): 441–456 (1999)

Stafford, L. D., Yeomans, M. R.: Caffeine deprivation state modulates coffee consumption but not attentional bias for caffeine-related stimuli. Behav. Pharmacol. 16 (7): 559–571 (2005)

WHO: The ICD-10 classification of mental and behavioral disorders. WHO, Genf 1994

http://www.kaffee-wirkungen.de/einfluss-auf-geist-und-koerper/gewoehnungabhaengigkeit.html. Zugriff: 8.1.2013
http://de.wikipedia.org/wiki/Coffeinismus. Zugriff: 8.1.2013
http://www.drogen-aufklaerung.de/kaffee-macht-nicht-suechtig. Zugriff: 8.1.2013

Kaffee in der Alternativmedizin

http://www.abendblatt.de/vermischtes/article263819/Kaffee-Einlauf-gegen-Krebs-Schelte-fuer-Charles.html
http://www.vitalstoff-journal.de/fakten-und-widerreden/naturheilkunde/wie-man-einen-einlauf-macht/
http://psiram.com/ge/index.php/Kaffee-Einlauf

Abbildungs- und Tabellenverzeichnis

Seite 15: Leopold Hawelka und seine 2005 verstorbene Frau Josefine vor ihrem berühmten Café (© AP)

Seite 17: Gaststätte „Coffe Baum" in Leipzig (© Dr. Sebastian Michael, Leipzig)

Seite 19: Das goldene Kaffeezeug. Grünes Gewölbe, Dresden (© Wikimedia, Hajotthu)

Seite 20: Kaffeeröstmaschine der Firma Giesen. (© Dr. Barbara Steinhoff, Bonn)

Seite 24: Kaffeeblüte und Kaffeekirsche (© PD Dr. Heike Franke, Leipzig)

Seite 25: Einfluss der Umweltbedingungen auf Qualität und Ertrag der Kaffeepflanze

Seite 25: Aufbau der Kaffeekirsche (modifiziert nach: http://kaffee-freun.de/wie-kaffeebohnen-wachsen – Zugriff 18.11.2012)

Seite 27: Wichtige Schritte der Rohkaffeeaufbereitung (modifiziert nach D. Selmer, labor&more 6/2011, S. 42)

Seite 31: Hans Baluschek. *Hier können Familien Kaffee kochen*. Öl auf Leinwand. 1900, Bröhan-Museum, Berlin

Seite 32: Entwicklung des Kaffeeverbrauchs in Deutschland (Quelle: Deutscher Kaffeeverband. http://www.kaffeeverband.de/presse/zahlen-daten-fakten/258-pro-kopf-verbrauch – Zugriff 18.11.2012)

Seite 32: http://www.daskochrezept.de/umfrage/kaffeegenuss_17.html – Zugriff 18.11.2012

Seite 33: Inhaltsstoffe von Kaffee (modifiziert nach Illy, A., Viani, R.: Espresso coffee: The chemistry of quality. Academic Press, London, San Diego 1998. In: Scharf, G.: Wirkung unterschiedlicher Pflanzeninhaltsstoffe von Kaffee auf den Glutathionmetabolismus. Dissertation, Universität Wien 2001)

Seite 35: Einteilung der Kohlenhydrate in einfache und komplexe Kohlenhydrate

Seite 36: Strukturformeln von Kahweol und Cafestol

Seite 38: Übersicht über einige Maillard-Produkte mit ihrem Geruch (modifiziert nach Maier, H. G.: Chemische Aspekte des Kaffees. Chemie in unserer Zeit 1984; 1: 17–23)

Seite 42: Koffeingehalt verschiedener Getränke und einer Koffeintablette (modifiziert nach Schauder & Ollenschläger (Hrsg.): Ernährungsmedizin, 3. Auflage. Elsevier, München 2006)

Seite 44: Ferdinand Runge, Justus von Liebig und Emil Fischer

Seite 45: Strukturformeln der Purinalkaloide Koffein, Theophyllin und Theobromin

Seite 47: Blutkonzentration und Ausscheidung von Koffein (modifiziert nach P. Bützer, http://www.swisseduc.ch/chemie/schwerpunkte/coffein/docs/coffein.pdf – Zugriff 18.11.2012)

Seite 48: CYP-450-Enzyme für den Arzneimittelmetabolismus (bearbeitet nach Benkert, O., Hippius, H. (Hrsg.): Kompendium der Psychiatrischen Pharmakotherapie, Kap. 16, 6. Auflage. Springer Verlag 2007, S. 655–664)

Seite 49: Verstoffwechselung von Koffein

Seite 50: Vergleich der relativen Wirkstärken von Koffein, Theophyllin und Theobromin (modifiziert nach Zentrale Analeptika. In: Löscher, W., Ungemach, F. R., Kroker, R. (Hrsg.): Pharmakotherapie bei Haus- und Nutztieren. Verlag Parey, Berlin, Hamburg 1997, S. 111–113)

Seite 51: Wirkmechanismen von Koffein in Abhängigkeit von der Konzentration (modifiziert nach Fredholm, B. B., Hedqvist, P.: Modulation of neurotransmission by purine nucleotides and nucleosides. Biochem. Pharmacol. 1980; 15; 29: 1635–1643)

Seite 52: Schematische Darstellung der Aktivierung des Rezeptors durch Adenosin

Seite 53: Geweberverteilung der Adenosin-Rezeptoren im Organismus

Seite 53: Zelluläre Signalübertragung an einer Nervenzelle (modifiziert nach Nieber, K. et al.: Pharmazeutische Zeitung 4/2007)

Seite 55: Hemmung der cAMP-spaltenden Phosphodiesterasen durch Koffein

Seite 57: Bindung von Koffein an den Ryanodin-Kanal

Seite 61: Neuronales Netzwerk (Übersichtsfärbung, © Prof. G. Pöggel, Leipzig)

Seite 62: Wirkung von Koffein in unterschiedlicher Dosierung auf die Aufmerksamkeit und Orientierung sowie auf Defizite in der Handlungskontrolle (modifiziert nach Brunyé, T. T. et al.: Acute caffeine consumption enhances the executive control of visual attention in habitual consumers. Brain Cogn. 2010; 74 (3): 186–192)

Seite 64: Regulation des Schlafs

Seite 65: SCHO-KA-KOLA-Büchse und Inhalt (© Prof. K. Nieber, Leipzig)

Seite 67: Schematische Darstellung der Signalübermittlung zwischen Nervenzellen

Seite 69: Alois Alzheimer

Seite 76: Wirkung von Acetylsalicylsäure, Paracetamol und die Kombination mit Koffein auf die Schmerzreduktion (modifiziert nach Diener, H. C. et al.: The fixed combination of acetylsalicylic acid, paracetamol and caffeine is more effective than single substances and dual combination for the treatment of headache: a multicentre, randomized, double-blind, single-dose, placebo-controlled parallel group study. Cephalalgia 2005; 25 (10): 776–787)

schen Gesellschaft für Verdauungs- und Stoffwechselkrankheiten (DGVS) und der Deutschen Gesellschaft für Neurogastroenterologie und Motilität (DGNM). AWMF-Registriernummer: 021/016 Z. Gastroenterol. 2011; 49: 237–293)

Seite 98: Osteoporose beeinflussende Faktoren (modifiziert nach K. C. Mayer: http://www.neuro24.de/show_glossar.php?id=1264 – Zugriff 18.11.2012)

Seite 100: Anatomische Darstellung von Gallenblase und Leber (nach Putz, R., Pabst, R. (Hrsg.): Sobotta – Der komplette Atlas der Anatomie des Menschen in einem Band, 22. Auflage. Urban & Fischer)

Seite 102: Einfluss von Kaffee auf chronische Lebererkrankungen (modifiziert nach Ruhl, C. E., Everhart, J. E.: Coffee and tea consumption are associated with a lower incidence of chronic liver disease in the United States. Gastroenterology 2005; 129 (6): 1928–1936)

Seite 103: Anatomischer Aufbau der Niere (nach Putz, R., Pabst, R. (Hrsg.): Sobotta – Der komplette Atlas der Anatomie des Menschen in einem Band, 22. Auflage. Urban & Fischer)

Seite 110: Einfluss der Koffeineinnahme bei Ausdauersportarten (modifiziert nach Spriet, L. L., Howlett, R. A.: Caffeine. In: Maugham, R. J. (Hrsg.): Nutrition in sport, Blackwell Science, Oxford 2000, 379–392, zitiert in: Kaffee: geschmackvoller Muntermacher, nutritio, 45-1/02, S. 6P)

Seite 111: Schmerzregulation bei Muskelkrampf

Seite 112: Das Belohnungssystem im Gehirn (modifiziert nach Nieber, K. et al.: Pharmazeutische Zeitung 04/2007)

Seite 118: Unterschiedliche Zeitverläufe der anregenden Wirkung von Kaffee und Tee (modifiziert nach http://www.teebuch.de/004001.htm#Wirkungs weise – Zugriff 18.11.2012)

Register

Abbau von Koffein 47 ff.
Acetylcholin 52, 63
Acetylsalicylsäure 74, 76 ff.
Acrylamid 105
Adenosin 51–54, 63 f., 67, 103
Adenosin-3',5'-monophosphat, cyclisches s. cAMP
Adenosinkonzentration 52
Adenosinrezeptoren 51 ff., 63 f., 72, 109, 114
Adenosintriphosphat 51
Adrenalinwirkung 109
Alanin-Aminotransferase 105
Alkaloide 38
Alkohol 15, 47, 112 f.
Alkoholkonsum 86, 101
Alternativmedizin 115
Alzheimer, Alois 69
Alzheimer-Krankheit 68 ff.
Angst 72 f.
Antioxidantien 58, 105
Antiparkinsonmittel 71
Antrieb 58
Appetit 108
Arabica 23, 33
Aromastoffe 19 f., 33, 39
Arteriosklerose s. Atherosklerose
Arzneimittelmetabolismus 47
Asthma 80–84
Atemwege 81
Atemwegsleitfähigkeit 84
Atherosklerose 85, 90
Äthiopien 13
Atmung 61
Aufmerksamkeit 60 ff.
Ausdauersport 109 f.

Baluschek, Hans 31
Balzac, Honoré de 30
Bandola 24
Basalzellkarzinom 105
Bauchspeicheldrüse 94
Beethoven, Ludwig van 30
Belohnungssystem im Gehirn 112
Benzodiazepine 60
Beobachtungsstudien 58
beta$_2$-Sympathomimetika 81

beta-Amyloid 68, 70
Bewegungsmangel 91
Blasenkrebs 106
Blümchenkaffee 18
Blut 46, 85
Blutdruck 50, 88 f.
Blutdruckerhöhung 111
Blutdruckregelung 102
Blut-Hirn-Schranke 46
Bluthochdruck 87
Blutkonzentration von Koffein 46 f., 84
– bei Kindern 46, 108
Blutvolumen 89
Bradykinin 77
Brauner, Kleiner 21
Broecke, Pieter von der 28
Bronchialerweiterung 50
Bronchodilatoren 81
Bronchospasmus 81

Café Hawelka 14 f.
Cafesterol 35
Cafestol 35 f.
C-a-f-f-e-e, Kanon 30
Calcitonin Gene-Related Peptide 75
cAMP 54 f., 83, 109
Cannabis 113
Canthine 82
Cappuccino 15, 21
cGMP 54
Chlorogensäure 33, 36 f., 59, 83, 95, 98
Cholesterinwert 89, 99
Coca Cola 78
Cocastrauch 79
Coclooxygenasen (COX) 78
Coffea arabica 23
Coffea canephora 23
Coffea robusta 23
Coke 78
Colagetränk 42, 78
connective tissue growth factor (CTGF) 101
Controller 81
Corpus striatum 112 f.
Cortex 113
Corticosteroide 81